莊淑旂的宇宙健康法 9

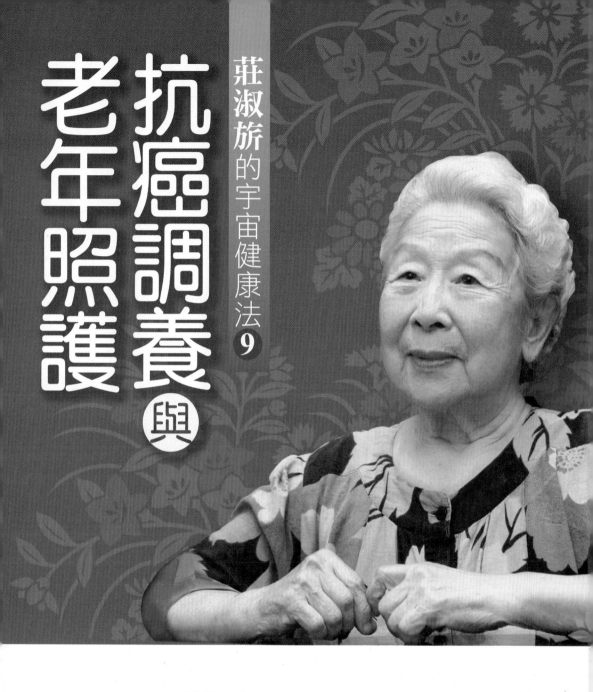

抗癌調養與老年照護

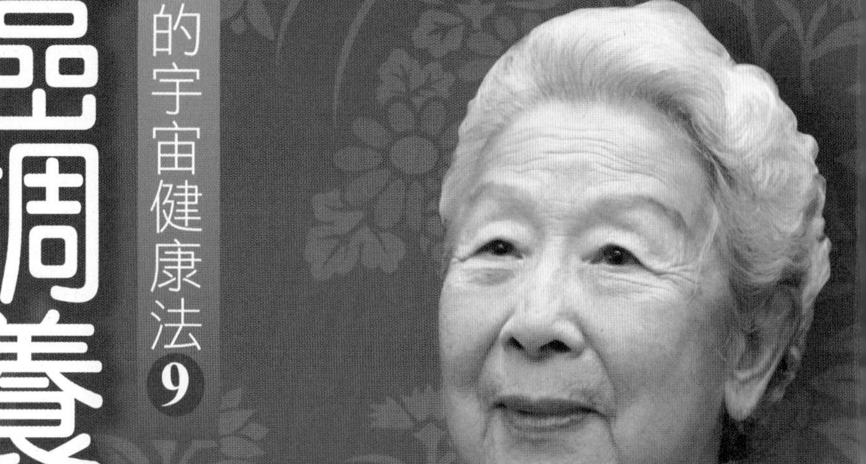

台灣國寶級女醫莊淑旂博士畢生抗癌大全

教你打造健康平衡體質，全面抵抗癌症威脅

以「預防醫學」方法堅守健康第一道防線，

將防癌觀念落實到日常保健中，從此阻絕癌症趁「虛」坐大！

第一章 走上防癌、治癌這條路

第二章 癌症調養與預防

第三章 面臨年老時

第四章 健康管理與食療

附錄 莊博士的健康天地

〔推薦序〕

重陽之時

心岱（作家、時報出版公司前副總編輯）

莊博士不再到基金會上班了，現在，她真正退休了，但她的生活作息依然如故，每天清晨五點，她必啟程上陽明山走路散步、做宇宙操，然後到位於陽明山山腰的「會館」小坐、喝茶、休息。

這間全名為「莊淑旂陽明山會館」是莊博士於二〇〇七年籌劃設立類似「健康管理學院」功能的處所，建築體設有「教育館」與「展覽館」兩大部分，其他占地廣大的戶外土地，有樹群、水池、庭園、草坪、講台等。這是莊博士當年要把她研究一輩子的「預防醫學」理念貫徹的基地，透過設計的機制系統，讓國人在這裡學習到「自我健康管理」的方法（請參考《熟齡健康自己來：莊淑旂宇宙健康法7》推薦序文之詳述）。

可惜的是，後來查出會館地處國家公園的範圍內，無法大興土木，莊博士心裡的藍圖便被擱置下來；加上她這些年聽力老化，與人互動、溝通時，多所障礙，不能適應裝「助聽器」的她，重要的言談，必須透過「筆談」，增加不少不便與困難。這些種種不得不迫使「會館」的計劃停滯，目前倒是成了莊博士每天出入拜訪的所在。

會館大廳的一旁，面牆佇立著一座超大型的中藥藥櫃。「這是從迪化街家裡搬過來的老古董。」莊博士為我們導覽說明。除了一格格標明各種藥材名稱的抽屜外，有幾個青花瓷的圓形罐子，都是清朝的古董瓷器，非常珍貴。

「這個『錢櫃』則是患者特別訂製、贈送給我的。」在中藥藥櫃前面，搭配了寬敞的錢櫃。錢櫃除了是放錢的地方，裡面通常收納有棉被、枕頭，在藥舖打烊後，這裡也成了夥計值班夜宿的床位。

這座錢櫃最特別的地方，是在檯面上鑲了一個大算盤，供夥計方便算帳、結帳。身為中醫師女兒的莊博士，從小就是在這操作檯座跟著父親學習抓藥、秤藥、配藥。沒想到，在她考上中醫執照、正式行醫後，病患為了感謝她視病猶親的風格，特別打造這個櫃子相贈。

很重視醫病關係的莊博士，對於醫療過程與患者，總是有說不完津津樂道的故事。曾經發下豪語要組織全球愛心團體、發揚宇宙操功效的她，在會館計劃成泡影之後，沉悶了好一段時日，只能靠著這些美好的回憶安慰心中的疼痛。當她在錢櫃前比擬著抓藥、包藥的動作時，臉上充滿了青春年華般的笑容，這位當年台灣唯一的女中醫師，曾經是多麼的光耀亮麗呢。

「我媽媽的藥單，也是當年的一絕呢。」莊博士的女兒莊安繡（《洗腎二十年，我還活著》作者）道出了一些祕密。莊博士年幼時，就拜書法大家曹秋莆先生為師，定時去曹家練習寫字，多年下來，不僅寫了一手好書法，還打下了國學基礎、唐宋的詩詞背得滾瓜爛熟。在她行醫期間，病歷、處方都以毛筆書寫，並且以優美的文詞表現，於是有所謂「一絕藥單」的佳話流傳市井。至今，莊博士為讀者簽名時，仍是很慎重地以毛筆書寫。

女兒回憶著媽媽的過往說：媽媽年輕時接觸的人，後來都成為台灣知名的大企業家；中年時到了日本，所往來的對象從皇族、貴族，到財閥、政治家、企業家等都有。「這其中，個個都是媽媽的患者，媽媽所扮演的既是朋友，更是醫生的角色。除了面對名人外，對於一般人，她也是一貫的態度與互動，在醫療路上，媽媽始終如一。這是她身為醫生，毫無遺憾的事。」對媽媽心儀又敬佩的女兒陳述著。

曾經在日本求學、行醫三十多年的莊博士，每年重陽節，一定執筆書寫唐詩幾首，以慰思鄉情懷。她最愛的兩首，正是唐朝詩人王維的詩句〈九月九日憶山東兄弟〉及〈渭城曲〉

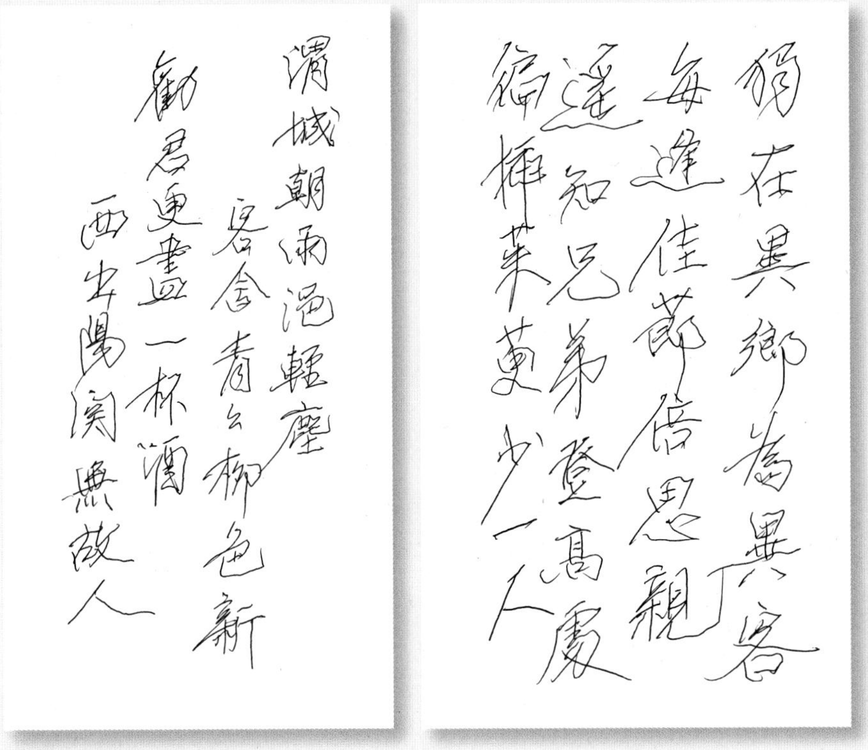
獨在異鄉為異客
每逢佳節倍思親
遙知兄弟登高處
徧插茱萸少一人
渭城朝雨浥輕塵
客舍青々柳色新
勸君更盡一杯酒
西出陽關無故人

● 莊博士手跡

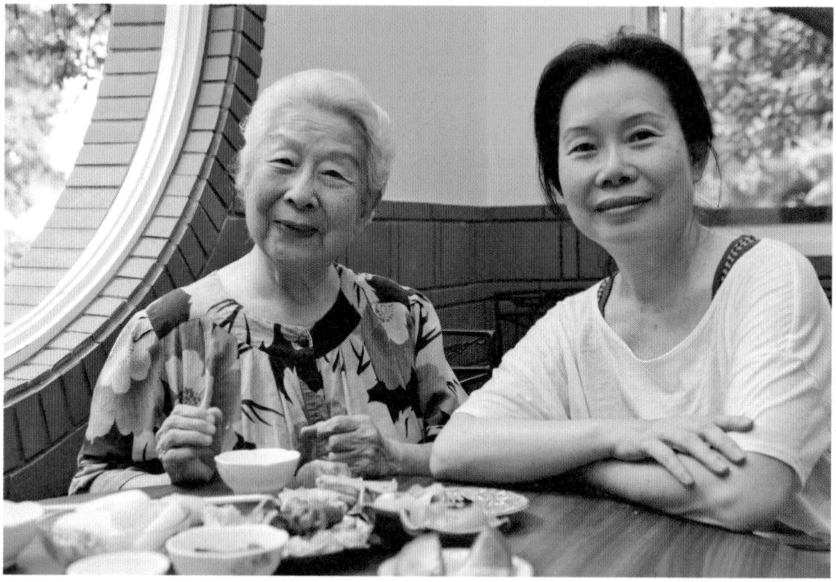

● 莊博士與心岱合影。

回到台灣也有三十多年了，每逢九九重陽，莊博士依例，還是提筆揮毫。只是，年過九十後，這兩年來腕力不足，無法持久懸腕，只能使用一般原子筆書寫。但年輕時所背誦的詩詞如鑄記在心，從未忘記，而這兩首，更是她對人生的詮釋。

本書是繼二〇〇九年《無齡的養生智慧：莊淑旂的宇宙健康法8》出版後，應讀者之要求，針對人生終歸要面臨疾病與年老時的生命現象，莊博士提供了她一生看診及醫療的臨床經驗，並給予講究養生的讀者一些生活智慧的佐證。

〔前言〕

我也是癌患家屬的一員

莊淑旂　博士

二〇一〇年六月，我的次子陳再生醫師，有一天下班回到家裡來看我，我發現他很疲倦、沒有食欲，再看，竟然口中無牙！他說拔掉了，等牙科醫師完成診治療程就會痊癒。原來以為只是口腔的問題，卻因延遲了即時的詳細檢查，使得病況急轉而下，一發不可收拾，等到住院詳加檢驗診斷，結果發現罹患的是「淋巴腺癌」，也就是惡性腫瘤。

再生自己是個資深醫師博士，雖然他的專業在於胸腔科，但醫師應該更了解自己的健康狀況。不料，在完全沒有徵兆的情況下，癌症出其不意地就奪走了年僅六十歲、還算是「壯年」的他的生命，說來真的很諷刺。

白髮人送黑髮人的我，情何以堪？我一生所從事的就是癌症研究，彙整中西醫的濟世精髓，更針對生活習慣的調整與食療輔助，在半世紀前就發起「預防醫學」的觀念，並教導落實的方法，因此挽救了不少患者的生命。可是，我周邊的親人——父親、丈夫、兒子，三代的族親都逃不過癌症的摧殘，這究竟是我的天命，還是注定的使命？

在我十九歲那年（一九四〇年），懸壺行醫的家父罹患直腸癌去世，當時醫界尚不知癌症為何，只能眼睜睜看著病人無醫而撒手西歸。二十六歲那年（一九六五年），丈夫與病魔搏鬥了三年，最後仍因肺癌不治身亡。當時，家裡有老母親、三個女兒、一個男孩，甚至我正懷孕三個月——這個遺腹子就是後來念醫科的再生。

或許是家庭重擔一下子落在我肩上，受到日夜操勞與憂煩的壓力影響，再生出生後胸部竟有一道畸形的凹陷。我對這殘疾的兒子相當自責與內疚，因此，在他成長過程中，家人都儘量呵護他，我更是溺愛，以他身體羸弱為由，給予相當的特權，既不需與兄姊們分工做事，好東西也全給他一人獨占。如此，這孩子因被驕縱而顯得任性、自我中心。

雖然再生到青春期時，胸部的缺陷已經復原正常，但這也成了他日後學醫研究胸腔專科的因由——他想為自己兒時的不健全解謎。

我的學醫過程，也是受到父親、丈夫兩位至親癌症的激發，促使我在研究中醫之後，赴日本學習西醫。一定要找出劊子手的目標，讓我發奮努力，以視病如親的理念，完成我畢生的使命。

然而，儘管我手上有「尚方寶劍」，可是再生對此卻一點也不以為然。從小養成的脾氣與個性，使他對丟下家人到東洋的母親有滿肚子的委屈與不滿，強烈的失落感讓我們親子關係很疏離。我在日本學成行醫後，也陸續接孩子到日本生活，希望一家人的親情能夠修補圓滿。

當再生被診斷出罹患癌症時，我希望他嘗試我的藥方與食療，但他並沒有接受。念到博士學位的他，仍堅持以身為西醫的原則，選擇手術開刀與化療這些既定步驟和方法。傷心欲絕的我，明明有方法可以幫助他，至少讓他病中維持身心舒暢、恢復神采，但這孩子住在醫院裡，要配合醫師的藥物診療，確實也不方便讓我插手。作為母親、被稱為「神醫」的我，只有無奈地在憂愁中徘徊。

從六月到次年（二〇一一年）初春，過完新年不久，再生便與我們告別離世了。我曾經期待在我退休時，他能接棒傳承我的醫學理念，如今，我回想他的固執，不再責怪怨懟，寧可想他只是「臣服於癌症」。他是個醫師，明白自己的狀況，他不想掙扎，他向死神投降了。

這段時日，除了喪子之慟外，前塵舊事一一浮現。被癌症奪命的家父平時三餐大魚大肉，又好重口味，大蒜、辣椒、甜食不離口；酒量大的他，睡覺常有鼾聲，雖然一生不曾感冒，但無節制的飲食不僅傷害腸胃，體重也超量，常感疲倦、無神。

外子卻與父親恰好相反，他身材消瘦，三餐只吃蔬菜，喜歡生冷、酸鹹、烤煮的食物；不菸不酒的他，卻常患感冒與肩膀痠痛，屬於營養失調的類型。

他們兩人體型互異，卻都罹患癌症致死，為什麼？

再詳細觀察他們兩人的個性，得出他們為人正直、重誠信，又喜助人、耐性絕佳。尤其父親，若有患者排隊等待看診、取藥，他便忍著不去上廁所，如此經年累月下來，內臟的正常運作必然受到壓迫，而成了惡疾的開端。

耐力的反面即是任性。對於飲食的偏好，父親是絕不肯放棄的；外子亦然，經常開夜車加班操勞，已經很睏倦了，還是強忍著不懈怠。

當時，我依照父親與外子的「體型、症狀、個性、嗜好、飲食與日常生活習慣」等資料，作為研究的基礎，開始在台、日兩地分別進行田野調查，從數萬名患者的生活調查中，做出統計與分析。

將這些內容整合出癌症的因果關係後，我得出：長期偏食、錯誤的生活習慣、疲勞累積，這三項是使得身體衰弱、受到疾病侵害的元凶。而這些因素大多是咎由自取，如果能及早警覺、做好調整，就能改善疾病，使身體回歸到健康狀態。

我花了畢生的精力，從臨床醫療，到研究、調查所集，都在提倡這個基本防癌、抗癌，甚至與癌共處的宣導與實踐。這些方法在我其他著作中都有清楚介紹與分享，有心的讀者可從中體會忠告、獲得指導，進而重獲舒適的日子。

我以癌患家屬的一份子作為出發，對於癌症患者身心所受的煎熬寄予同情，對於其族親們擔憂癌症遺傳問題的焦慮，我更能感同身受。

再生博士走了，我很痛心，遺憾於我這長達一甲子的努力，最終無法讓這孩子受惠。

古代扁鵲神醫曾說，有六種人他不看診醫療：

驕恣不論於理（驕傲任性不講道理者），一不治也；輕身重財（視錢如命者），二不治也；衣食不能適（只好享受，飲食穿衣不節制者），三不治也；陰陽并，藏氣不定（氣已渙散，病重入膏肓者），四不治也；行羸不能服藥（連藥都無法吞服者），五不治也；信巫不信醫（寧信靈異鬼神，不信醫生醫術者），六不治也。

無論再生屬於哪一種，身為母親的我，只有哀痛扼腕。從他的例子來看，大家更明白癌症就像躲在黑暗角落的怪獸，稍不留意，它便會出來突擊、圍攻，甚至噬血吞沒了你。

在醫療科技發展先進的現在，癌症依然讓大家恐懼，唯有接受好觀念，導正生活習慣，才有可能避免辛酸、痛苦的威脅。

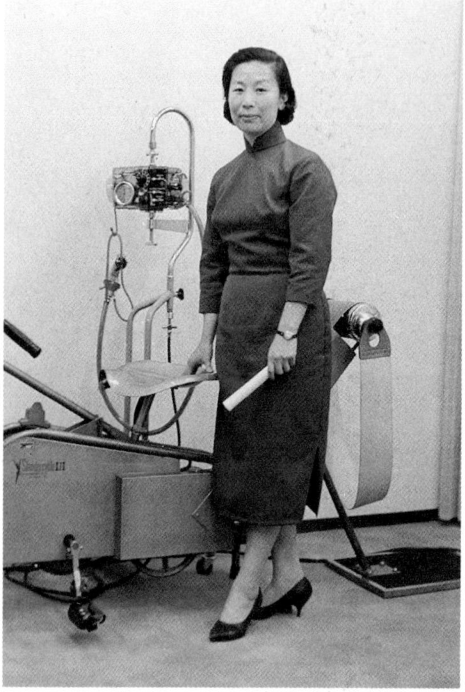

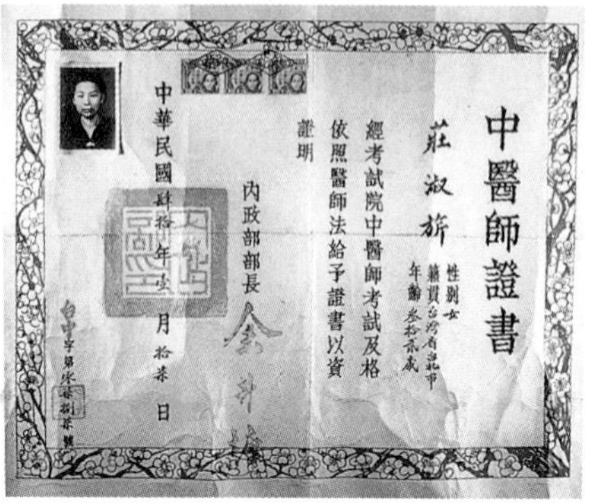

中醫師證書

莊淑旂 性別女 籍貫台灣省台北市 年齡叁拾貳歲

經考試院中醫師考試及格依照醫師法給予證書以資證明

內政部部長 余井塘

中華民國肆拾年[illegible]月拾柒日

台中字第[illegible]號

● 民國四十年，莊淑旂三十二歲，取得中醫師資格的「證書」。

● 在日本行醫的診間留影。

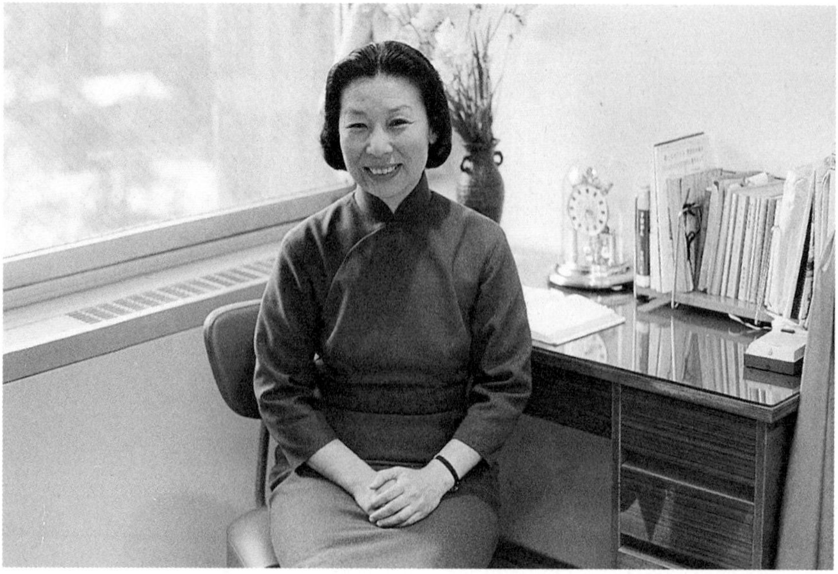

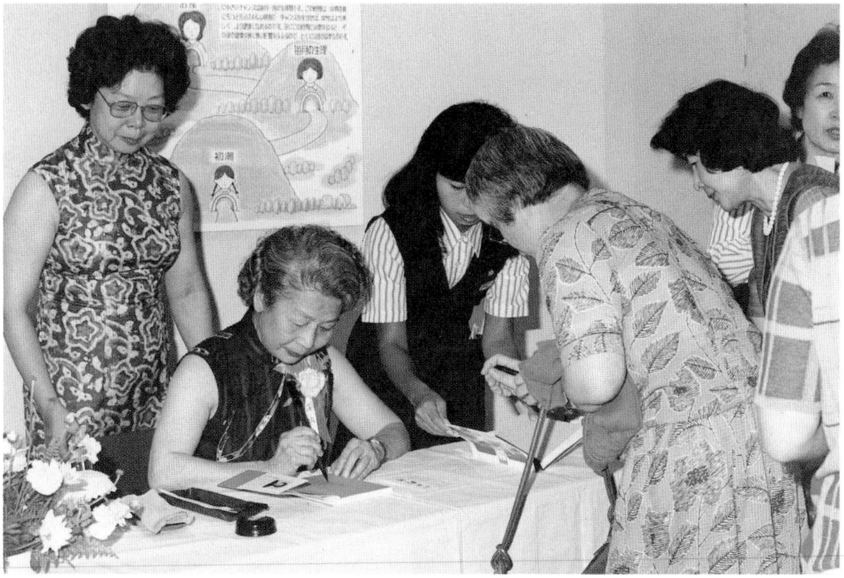

● 莊博士在日本出版第二本書時，於西武百貨舉辦記者發表會，使用毛筆為讀者簽名。後站者為大女兒莊安繡。

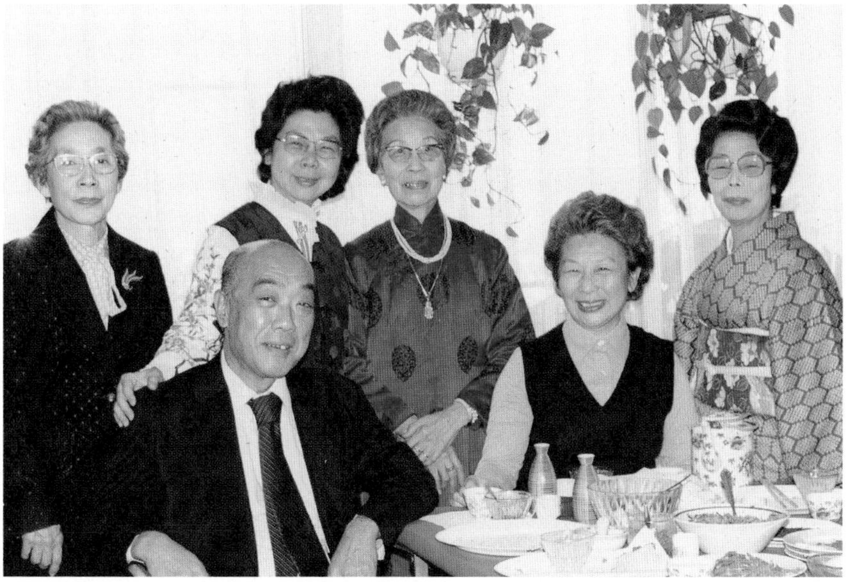

● 莊博士（中坐者）擔任日本皇太后美智子的御醫期間，凡皇宮內外的聯絡人即為四条伯爵（左坐者）。右至左之立者：鮫島純子、莊博士的母親、女兒莊安繡等。

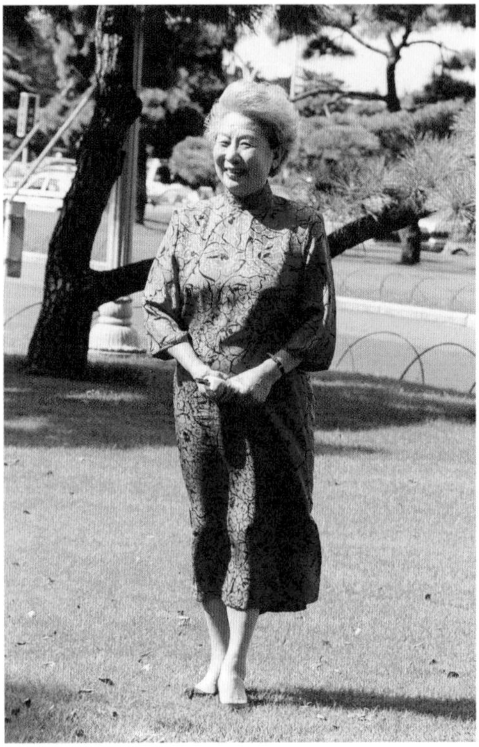

● 在日本行醫期間，莊博士均以旗袍為穿著特色。

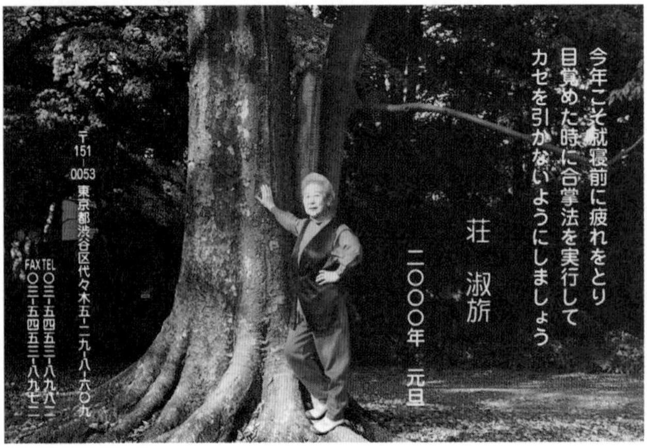
今年こそ就寝前に疲れをとり
目覚めた時に合掌法を実行して
カゼを引かないようにしましょう
荘　淑旂
二〇〇〇年　元旦
〒151-0053 東京都渋谷区代々木五-二九-八-六〇九
TEL 〇三-五四五三-八九八二
FAX 〇三-五四五三-八九七二

● 每年元旦，莊博士印製「提醒賀卡」問候日本友人與患者。圖為二〇〇〇年，卡片上的字句：今年的每一天，要在睡前做「今日疲勞今日消除」的運動，上午醒來，請以合掌做「預防感冒」的呼吸運動。

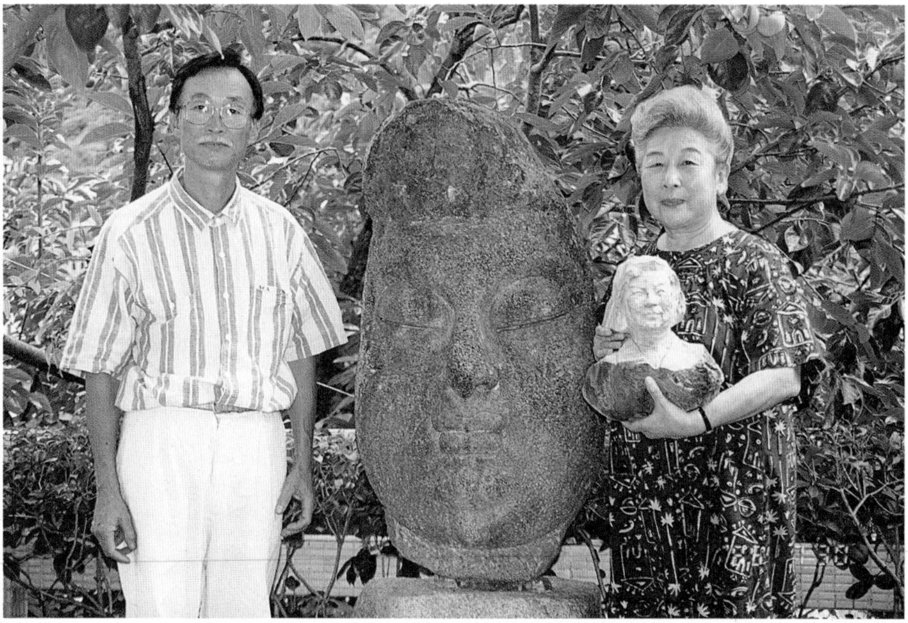

● 1997年，藝術大師朱銘以莊博士的肖像木刻作品相贈（莊淑旂手捧）。

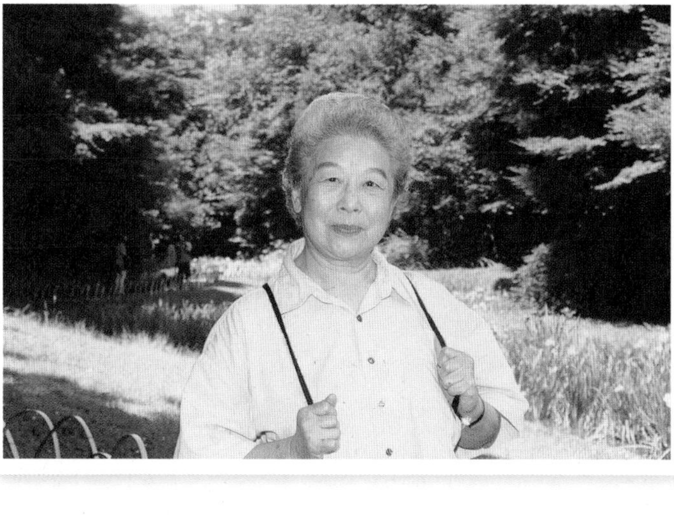

● 每日清晨一定到陽明山上「走路」的莊博士。

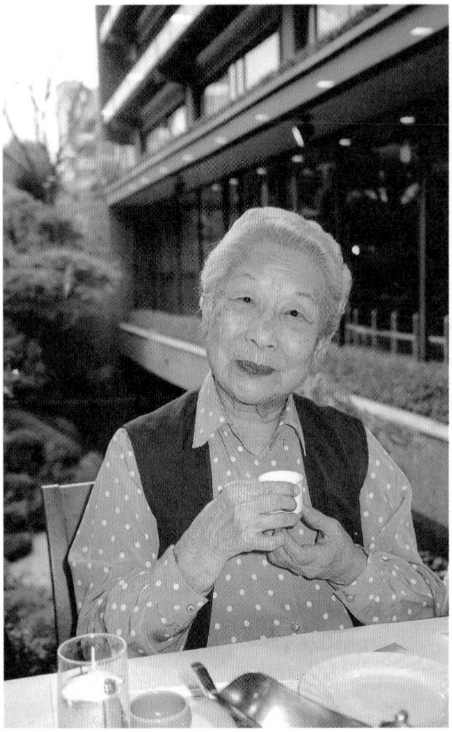

● 散步途中，繞道溫泉區，莊博士一定去享受泡溫泉的養生之樂。

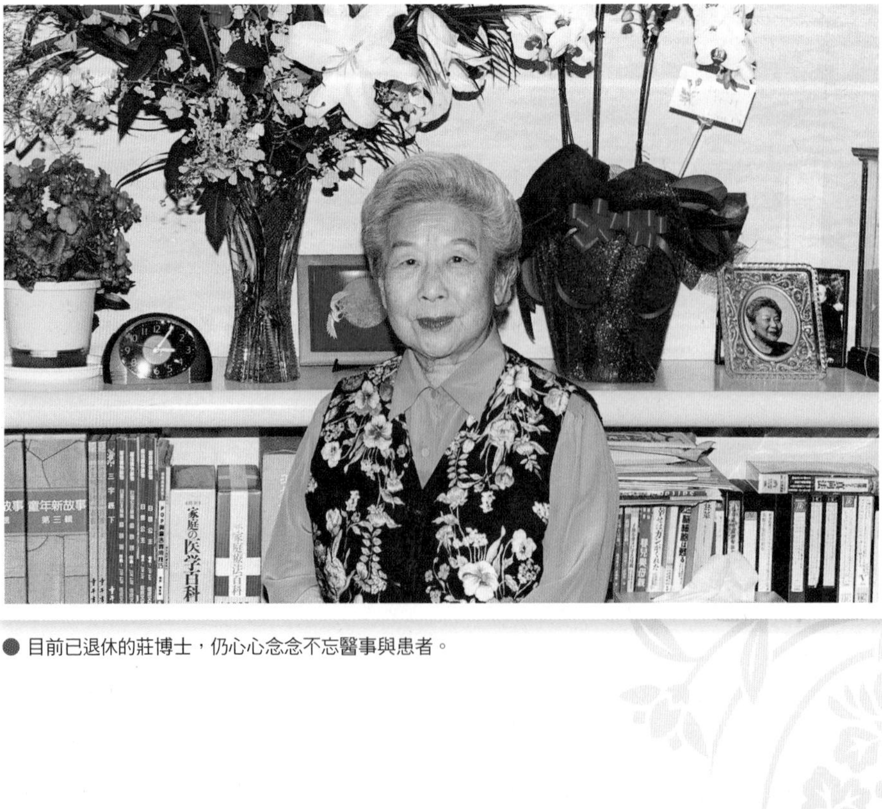

● 目前已退休的莊博士，仍心心念念不忘醫事與患者。

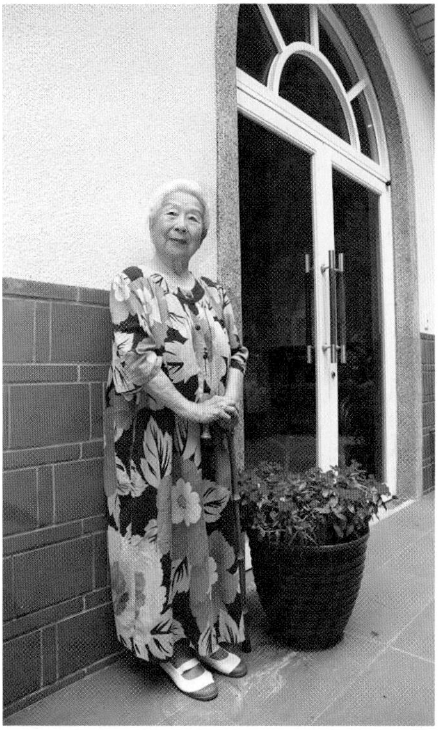

● 莊博士攝於「莊淑旂陽明山會館」前。

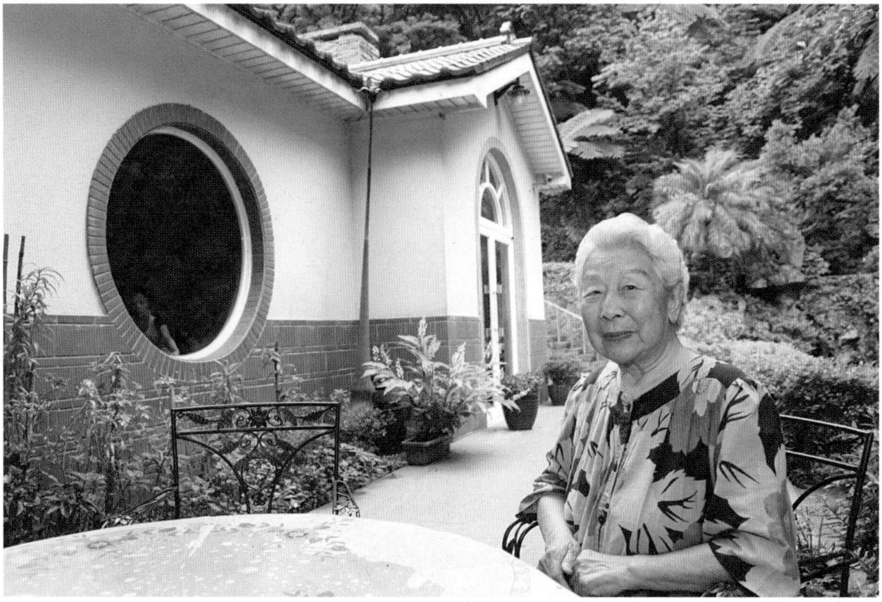

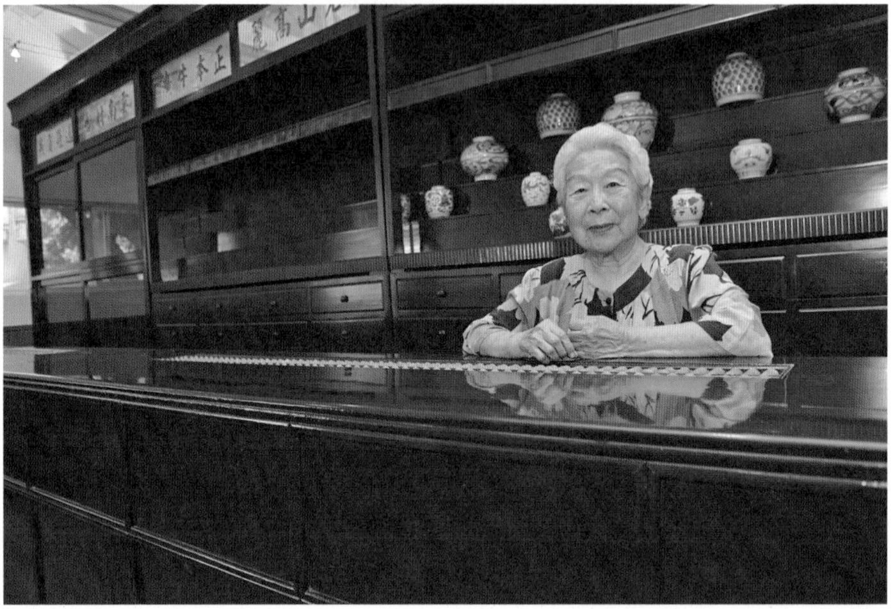

● 莊博士年少時，家中經營中藥舖的藥櫃古董。這座櫃檯（上面鑲有長形算盤）是莊博士的患者所贈，意涵了親切互動的醫病關係。

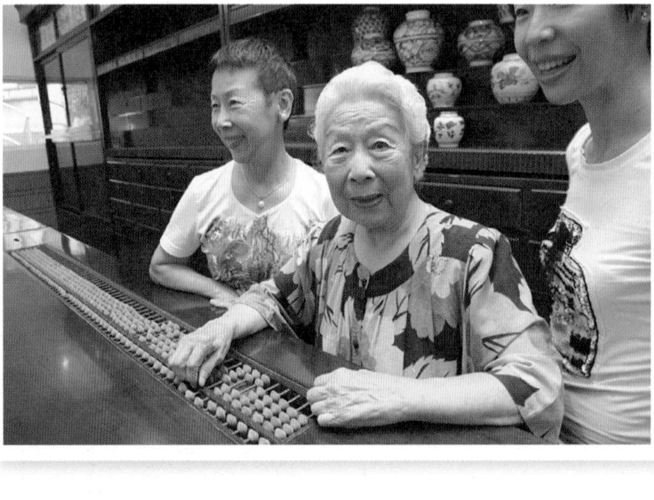

● 莊博士與女兒、孫女三代 。

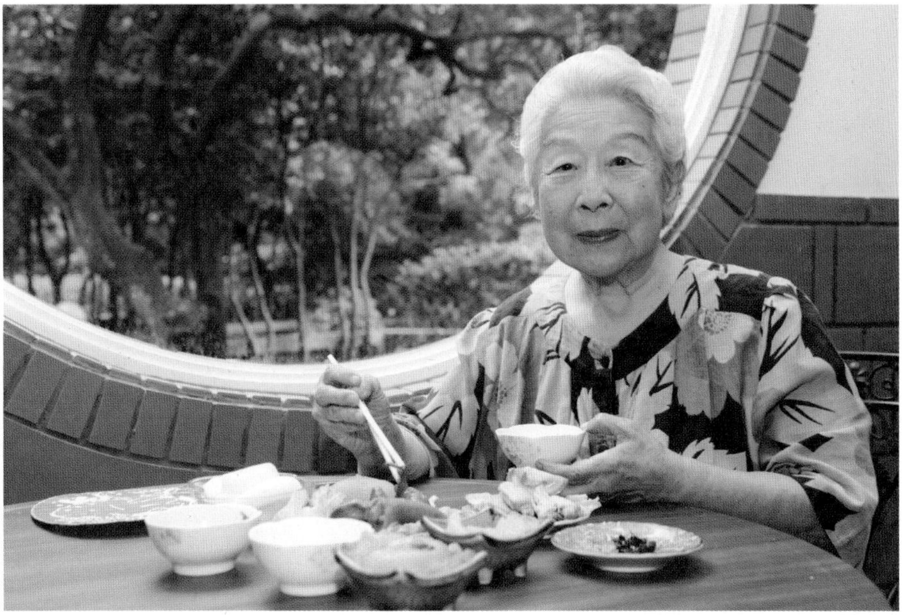

● 莊博士的進食，不語，用心咀嚼。早餐食物要豐富多樣。

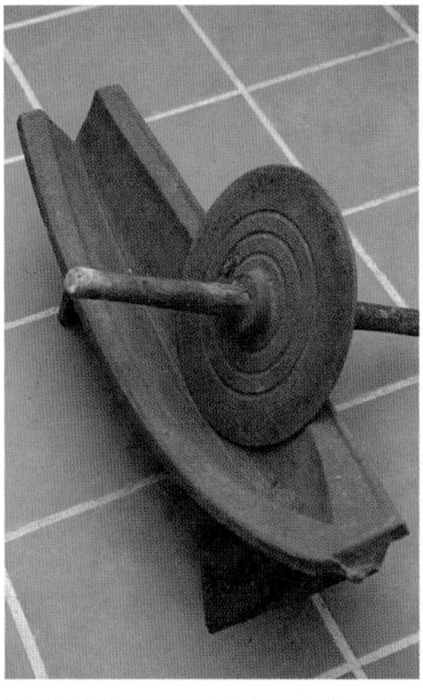

● 傳統中醫碾藥工具。

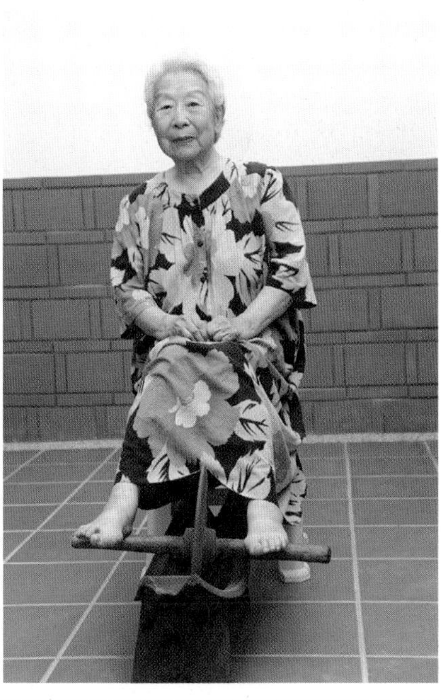

● 莊博士示範雙腳碾藥的工作。

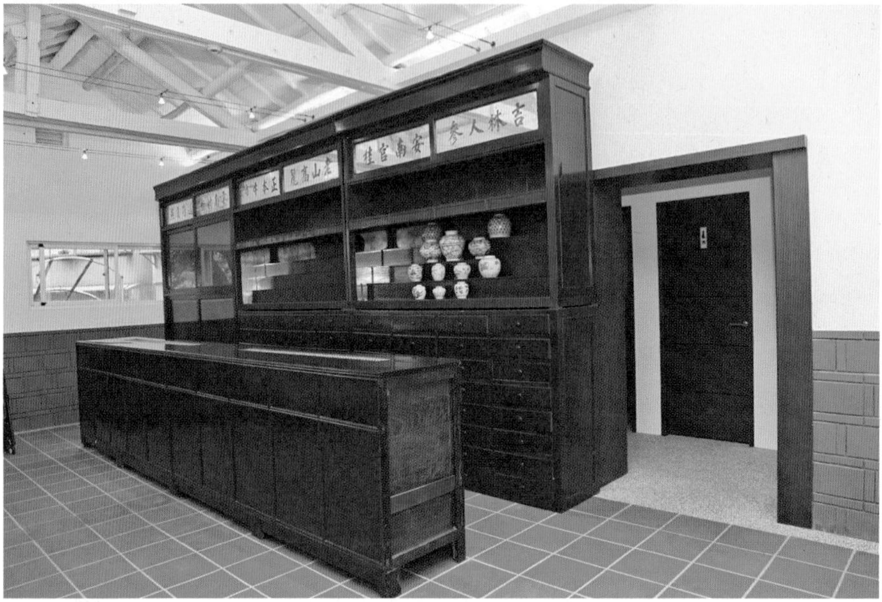

● 「莊淑旂陽明山會館」內部擺設

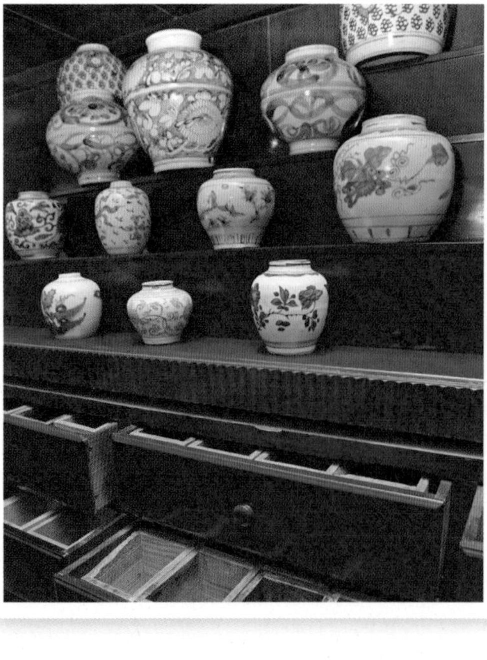

● 莊博士收藏的藥材罐子，是古董級的青花瓷。

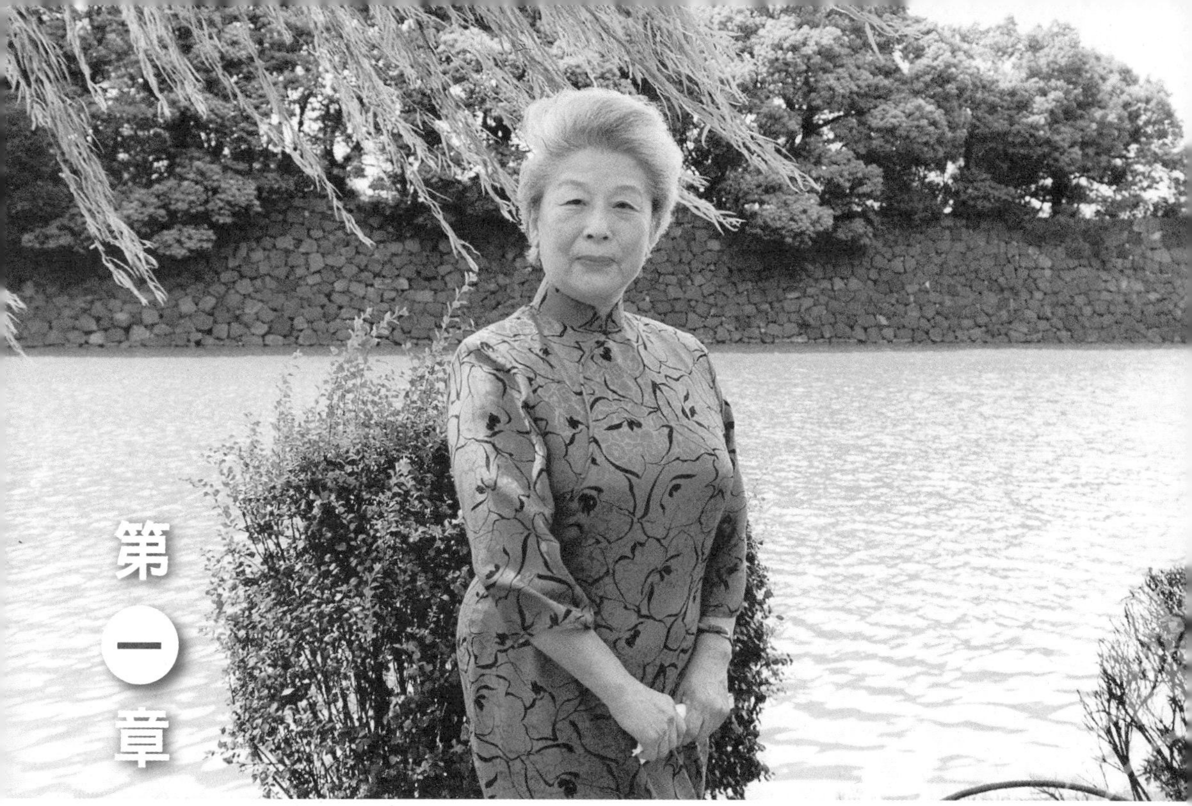

第一章

走上防癌、治癌這條路

醫學、食療、運動是我生活中最重要的事，
尤其飲食與運動，是我研究「預防醫學」的兩大基礎，
這也是人人輕易又不花錢便可獲得的保健方法。

我畢生研究的基礎理論

胡適先生曾經在其著作《胡適文存》中說過：「凡世界的科學必有其系統、有條理、能實驗的，能使人了解的。」

醫學關係著生命，是最偉大、微妙的一門科學，不管是中、西醫，都應該有具說服力的科學依據。兩千多年前的漢代醫典《傷寒論》中即強調：「欲知其藥理者，必先知其病理，欲知其病理者，必先知其生理，欲知其生理者，必先知其何以為生。」將科學的邏輯及實證精神表露無遺。

中國在漢代之前，醫學的著作分為兩大類，一是「醫經」，一是「經方」。前者是「醫學基礎的理論」，共有七家：《黃帝內經》、《黃帝外經》、《扁鵲內經》、

《扁鵲外經》、《白氏內經》、《白氏外經》、《白氏旁經》。後者的「經方」，指的是歷代醫師流傳下來、具有成效的經驗藥方。

以大家熟知的《黃帝內經》為例，便是由敘述人類的生理、病理、診斷、養生、治療、預防等「素問」之章節，以及經絡系統、針灸點穴之「靈樞」章節所組成。

講究平衡哲學的《傷寒論》

《傷寒論》的作者是東漢末年的張仲景，被後世尊稱為「醫聖」。他的這部《傷寒論》，與《黃帝內經》、《難經》、《神農本草經》並列為中國四大醫學經典。《傷寒論》是我從小就接觸的醫書，也是我行醫多年受用不盡的準則、一生奉為圭臬的典範。

大家都知道，生命之所以能夠存活、延續，飲食是最重要的營養來源。食物入口後，經由食道、賁門至胃中停留，胃酸會分解食物，胃壁則吸收過量的水分成為食糜，然後開放幽門進入十二指腸，匯入膽汁及胰液一起進入小腸，發酵成為醣類的熱力液及蛋白質的滋養液，再由小腸壁吸收入血脈，即為血液。

《傷寒論》中提到的「營行脈中」，指的就是血液經由動脈的蠕動而運行，經肝臟之變化、肺腑之換氣、心臟之壓力而到達全身細胞。這就是由「飲食」至「細胞」的大致過程。

至於周身細胞的生理情形，首先，由胃與大腸吸收來的「水津」，通過胃與大腸外圍油膜中的「下焦」，再連續經過脈膜、網膜、腹膜、腸膜通於腺中，也就是所謂「臟腑雖各自位置，而膜膜則相連」的道理。

於是「水津」經由脈膜毛細孔馳放而滲入，由其彈性壓縮而上升，遂使水津上至橫隔膜的「中焦」中。通過中焦後，再經由胸膜的伸縮、運動，上達至「上焦」。三焦是水行的道路，橫隔膜就像個大水桶，打開後水往何處去，關起來又往何處去，箇中巧妙深深影響著身體的健康。

代謝的生、病、亡

人體的五臟六腑都非獨立個體，所以津液能否好好運行、是否通暢，影響甚巨，其重要性可說是牽一髮而動全身。大家都有過同樣的經驗：悲傷時會茶飯不思，完全沒有食欲。這是由於情緒感覺哀淒時，腸液便無法正常分泌的緣故，也就是西醫形容「腸胃是第二個腦」的說法。又例如背部疼痛時，膽汁的分泌也隨之惡化，這都說明了津液與身體健康的連動性。

人體有百分之七十是水分，可分為淋巴液、消化液、分泌液等「水津」及「血液」，兩者合稱為「津液」。兩者上下並行而達細胞，在人體內供給不息，新陳代謝不停則「生」，一有障礙則「病」，一旦停息則「亡」。現代醫學中常見的「血清治療」及「防疫注射」，就是「津液」觀念運用的實證。

「津液」中實具有養生抗死的萬有元素以待生理的不時之需，只不過隨每個人的製造力、注意力、抉擇力、攝取力、儲蓄力，以及運用能力之強弱有所不同而已。

《傷寒論》即是以津液為「統」，以三陰三陽為「系」，形成一切中醫理論的基礎。書中記載：津液出處的機構名「陽明」，食管、胃、小腸、盲腸、大腸、直腸屬之；機能名「太陰」，胃液、胰液、腸液、膽汁、脾、膵、肝均屬之。津液行處的機構名「少陽」，動脈管、靜脈管、腺膜、腎臟、膀胱、尿道屬之；機能名「少陰」，脈的蠕動力、膜的伸縮力、心的壓力、腸的引力屬之。津液用處的機構名「太陽」，肌肉、筋骨、耳、目、髮膚、軀殼一切屬之；機能名「厥陰」，腦髓、脊髓、神經腺、神經的感應屬之。

如：「太陽之為病，脈浮、頭項強痛而惡寒。太陽病，發熱，出汗，惡風，脈緩，名為中風。太陽病，或以發熱，或未發熱，必惡寒，體痛，嘔逆，脈陰陽俱緊者，名曰傷寒。」

文中所謂的「出處」、「行處」、「用處」，就好比市場行銷機制中的製造、配送、使用的過程。經由飲食吸收、製造出來的營養，如果只是囤積在器官中而不懂得如何配送、使用，達到最佳效益，也只是徒增負擔而已。科學家曾經做過實驗，一組讓白老鼠缺乏維生素C，一組則不斷為白老鼠注射維生素C，結果注射維生素C的白老鼠反而加速死亡。這就是最好的說明。

身體也追求收支平衡

《傷寒論》中強調的不是營養的吸收，而是如何讓身體原本的機能懂得吸收、使用，由出處、行處而用處，新陳代謝源源不絕。根據《傷寒論》的理論基礎，我認為中醫在診斷時必須依「平衡」理論來治療，換言之，當「收入」與「支出」相當，身體自然健康。

然而，如何得到平衡，則必須從體型、症狀、性別、年齡加以分析。舉例來說，同樣的病症，但治療方法、用藥內容卻不盡相同，而治病最重要的原則就是提高病人的自癒力，對策是多則洩、少則補，很多久病不癒的患者都是這樣治好的。

《傷寒論》中的醫理不是現今西方營養學的觀點可以解釋的，機構及機能的疾病在處理上不盡相同，情緒的起伏也會影響荷爾蒙的分泌、破壞營養素的吸收，這些都不能單獨切割來看待，因為我們的身體就如同一個完整的國家。

以癌患家屬為出發點

我在年輕的時候，曾經罹患過兩次重病，第一次是外子過世那年，我懷有三個月身孕，卻不幸染上瘧疾。好不容易托人取得了「奎寧」藥，但因擔心藥物會導致胎兒畸形，始終不敢服用。

所幸後來瘧疾治好了，卻因病發期間非常痛苦，根本無法好好攝取孕婦需要的營養，以致這個遺腹子雖然順產，卻因在母體就缺乏營養，影響到胸腔發育，出生後胸部凹陷，只要一哭就呼吸困難、臉孔發黑。為了減少孩子哭鬧，他三歲之前，每天都是由我抱著睡覺，但我從未抱怨，我一邊抱著他，一邊手抄《傷寒論》，就在這樣的夜深人靜中，我完成了古代醫聖所傳承的醫家精髓。或許就因為我專心一意在醫學研究的工夫上，毫無雜念，反而疾病不再出現症狀。

第二次重大疾病，是在我赴日求學之前，因十二指腸潰瘍大量出血而昏倒，被緊急送到台大醫院手術。當我醒來後，才知道胃已被切除了三分之二。後來，我帶著病體赴日，在人生地不熟的異鄉，連吃了八年的蘿蔔乾配飯。我相信除了是我強烈的意志力支撐著我沒有倒下之外，我也運用了自己的方法治癒了胃疾。

八年之後，我終於拿到醫學博士學位，可說是光榮返鄉。當時，我去拜見台大醫院當年為我主刀的院長醫師，當我露面時，醫師嚇到了，他說：「我是不是見到鬼了？」他沒想到我會活到現在，因為根據當時開刀的醫療判斷，他對我的癒後狀況並不樂觀。

發願改善癌末病患的痛苦

我從未把自己的病痛放在心上，倒是自從目睹外子深受癌症摧殘的痛苦過程，我便一心一意要找到改善癌末痛苦的方法，這股力量始終鞭策著我。如今，他過世都六十多年了，我居然從未去祭拜他，儘管前陣子還惦記著這件事，卻因忙碌的工作擱置了。

我常在想，雖然沒有祭拜他，但我把全部的精神都放在研究癌症上，也許就是對他最好的紀念。相信他在冥冥之中也一定會保佑我全心做好癌症的研究工作，幫助更多人免受癌症的痛苦。

我自創的「防癌宇宙操」，即是由《傷寒論》的平衡學說發展而來，是專門針對淋巴免疫系統設計的一套伸展運動。

《傷寒論》中曾提到：橫隔膜以上為上焦、中為中焦、下為下焦。當抬頭看天，雙手雙腳向外打開，腳踏實地墊起腳尖，將三焦拉開用力伸展，便有如將身體內所有的窗戶都開啟。此時，甲狀腺、淋巴腺、橫隔膜、鼠蹊腺拉開成一直線，體內循環自然暢通無阻。當疲勞不再累積，抵抗力自然增強。

此外，《增廣驗方新編》一書中也說：「岩（癌）來自於人的七情六欲；情的根源則來自於全身的神經、淋巴。」由此推論，適度運動淋巴系統確能有效地防癌。

我所以要花費八年的時間研究、設計這套「防癌宇宙操」，全因為我喪失父親、丈夫的苦難經歷，如今，我仍難忘父親因腸癌之痛而發出的呻吟聲、外子因肺癌呼吸困難的模樣。在當時，由於家裡經濟狀況不佳，更不知去哪裡尋找好醫生，我唯一能做的，就是向上天禱告，祈求我能替代父親和外子的肉身，承受他們一部分的痛苦。

我也是癌患家屬

我從十九歲開始便不再享受過父愛，二十六歲時，外子抱憾離我而去，那時我已育有三女一子，腹中還懷有三個月的遺腹子，從此癌症的恐懼一直籠罩著我們。那時我常想：我是阿爸、阿娘的獨生女，我身上一定有癌症的遺傳；而外子也因癌離去，那麼，我的孩子們不都具有雙重癌症遺傳的可能嗎？

當時我是個家庭主婦，每天只會擔心，再加上自己沒有足夠的醫學常識，才會以為癌症會遺傳。更由於當時經濟貧乏，有三年半的時間，我們每天都只能吃一餐，而且必須到中央市場撿地上的菜葉來煮，於是心中存在有很大、很深的壓力。

民國四十年，我取得中華民國中醫師資格；民國四十二年，我負笈東瀛，當時日本正逢喜愛研究中藥之際，阿部教授與我一見如故，讓我順利進入慶應大學醫科攻讀博士。在當時，我沒有任何正式的學歷，只靠著一張中醫師資格的證書，竟能以舊制研究生身分進修，又幸運進入藥理學教室，也算是奇蹟了。

經過長達八年多的苦讀，在生活不習慣、語言不通、無居留權、經濟拮据、還須忍受寂寞和強烈思鄉的煎熬下，我終於在民國五十年取得日本慶應大學醫學部醫學博士的學位。

從挫折中奮起

然而，即使在我取得博士學位之後，我還是沒有在慶應大學找到預防癌症的方法。當時我受阿部教授與三井高先生推薦到國立癌研究中心，卻不幸被辭退，內心相當失望、挫折。

在約一星期後，我忽然想到自創「財團法人國際癌體質改善研究會」，並請各大學教授、學者專家來協助研究。我看到很多癌症病人與癌細胞苦苦奮戰、卻又節節敗退的事實；我看見了癌症病人家屬的恐慌、痛苦和混亂；而更令人難堪的是，我還要依家屬的要求隱瞞病人真實的病情。

如果當時我就懂得指導病人將體內的脹氣排出，至少可以讓病患在癌症末期的生活中不必忍受那麼多苦頭。而「防癌宇宙操」就是躺著也能做、做了就能排除體內脹氣的健康操，簡單、易學，不論老小、健康者、病人，都能操作。

研創「防癌宇宙操」

「防癌宇宙操」的創立完成，最早的靈感是在民國四十九年。當時，我赴維也納國際藥理學連合會發表論文，在從東京到維也納途中，飛機一度降落讓部分旅客轉機。當飛機停穩之後，旅客們迫不及待地紛紛站起來，一下飛機就立即拉開雙臂、將頭往後仰，讓身體有伸展的機會，口中並不由自主地呼出一大口氣。就是這一幕留給我深刻的印象，開始有了創造「防癌宇宙操」的雛型。

抵達維也納住進旅館之後，一放下行李，我便進入浴室沖澡，想將搭機的疲憊一沖而去。當我雙手拿著毛巾擦背時，想起下機之後人們拉開雙臂伸展的那一幕，從此之後每次洗澡時，我都會用毛巾擦一擦背，然後拿高伸展一下。

自維也納發表論文後，我返回東京，依然從事行醫的工作，指導人們如何生活。通常我在為病人診療時，會習慣性摸摸病人的脖子及腋下等甲狀腺和淋巴腺部位，看看是否有異狀。當時我對癌症的研究仍在進行中，未曾中斷或放棄。

感冒是前癌狀態

在日本期間，我曾針對三萬六千名婦女做過問卷調查，這些婦女最明顯的共同特徵就是生產後都沒有好好坐月子，以致罹患種種後遺症，其中癌患者的比率最高。我發現她們大都具有身心疲勞、緊張無法消除、生理痛、情緒不佳、睡眠不好、未老先衰、肌肉鬆弛、黑斑、皺紋、肩痠背痛等症狀，而這些症狀通常是營養缺乏或過剩、不平衡，或者運動不足、生理期經常感冒所引起的。

感冒是萬病之源，而感冒的發生是因為人體的疲勞沒有完全解除，以至於抵抗力減弱，才給了體外細菌入侵的機會。我常說每個人體內都有癌的遺傳因子，但有人會發展成癌症、有人不會，這與身體狀況是否健康有絕大的關係。如果每年罹患四次以上的感冒，每次都長達兩、三個星期才能痊癒，便屬於「前癌狀態」了。

感冒是每天疲勞沒有消除所導致，一般成人病如肝、心、脾、肺、腎與癌的病症，都是感冒的後遺症。而造成現代人疲勞的原因，大都是運動不足、營養過剩、偏食，或多睡而傷到脾臟。一天有二十四小時，躺下來休息的時間只占三分之一，健康的人在忙碌了一天之後，只要睡眠八小時就能恢復。可是先天失調的人總是感覺睡不飽，即使睡得再多，卻只會感到更疲倦。

疲勞的結果就會出現兩邊肩胛骨、背部、腰部、小腿腹等處的痠痛、記憶力減退、頭腦不清楚、頭部感覺沉重等症狀。常有如此症狀的人，就容易罹患感冒。於是我一再強調：今天的疲勞，今天消除。

感冒病毒也會致命

自從二〇〇七年的SARS席捲全世界之後，接著，二〇〇八年有H1N1，二〇〇九有H5N1，二〇一〇年H1N1又捲土重來。人類禽流感廣為流行，使過去只是幾天不舒適、俗稱「感冒」的「季節流感」，分流出令人恐懼的「病毒流感」。

病毒不斷變異，人類為了因應防堵，只有不斷製造新的疫苗。隨著「病毒恐慌症」的侵犯，人們還需要承擔「疫苗供給量是否充足」、「施打是否會造成副作用」的心理壓力。在現代生活中，種種嚴厲的致命媒介就在空氣中威脅著人們，「平安就是福」的古老真理，是當今「無所不能」的科技時代最大的諷刺。

感冒究竟是一種什麼樣的疾病？《傷寒論》所談的，其實就是感冒的問題。以前的人對感冒不太重視，反正一個禮拜後自然就會好了，並不以為意，於是感冒經常復發，但一般人都以為是衣服穿太少、受涼了、傷風了。其實，若一年有三次的感冒發生，就是身體健康亮紅燈的警訊。

內因不同的治療對策

對於資訊充足的現代人，患了感冒，尤其有發燒現象，會立刻服用或施打抗生素當作對策。依我看，這不是「治療」，這只是「壓抑」。大家對於抗生素如此沒有嚴加控管，以醫師的立場來看，我很憂慮。事實上，因為每個人發生感冒的「內因、外因」都不盡相同，同一種抗生素並不能對每位患者產生同樣的效果。

感冒的發生原因很多，營養不足、勞動過度、身體虛弱所造成的感冒當然需要休息，但如果是營養過剩、運動不夠導致免疫力降低所引起的感冒，反而需要去爬山、運動、流汗，讓體內自行產生抗體，自然可以不藥而癒。而現代人感冒的原因多屬於後者，所謂「多睡傷脾」，因此，治療感冒絕不能一概而論。

中國傳統醫學講究「望、聞、問、切」的診察，觀氣色、聽聲音、問病情、切病因。最怕病人沒有發燒、沒有疼痛，因為病人若不叫疼，就不能由聲音聽出究竟是哪個臟腑出問題。

現代醫學重視儀器檢驗，一有發燒現象，就趕緊用抗生素來降溫。但是抗生素不僅殺死病菌，也抑制了抗體本身的作用，久而久之，不但抗生素對病體逐漸失去效用，病人本身的免疫力更是蕩然無存，遇到更強的病毒入侵時，身體就只好開啟城門、棄械投降了。

我認為「抗生素」的時代已經過去了，現在應該是全面提升「免疫力」的時代，絕對不能依賴藥物。藥物就好比是援外救兵，我們不能老是靠外人來打仗，而應該鍛鍊體能、增強免疫力，使身體時時保持兵強馬壯、糧草充足的狀態。

感冒如是，其他疾病亦如是。我強調預防醫學的終極目標，便是希望大眾能以「養兵千日、用在一朝」的道理看待自己的健康。而我所創立的「防癌宇宙操」，就是操練的兵法，只要守在第一線的免疫系統每天都能按表操課、隨時提高警覺，有了強大的戰力，入侵的病菌自然會知難而退，身心也能常保健康。

疲勞、脹氣的危機

在台灣的校園裡有一個現象，就是學生午餐後會被強制要趴在桌上午睡；據我所知，行政機關、公司行號的員工也有這個習慣。其實這是錯誤的，因為剛吃過飯就趴在桌上睡覺，脹氣因而積聚，堵在體內排不出來。有人午睡後會感到頭重、胸口鬱悶，就是脹氣所引起的。

我呼籲大家改掉飯後午睡的習慣，改在飯前利用十分鐘平躺下來休息，伸展全身，按摩雙手，拉拉耳朵，壓壓眼眶，再閉目養神，將上半天的工作緊張完全釋放。等體內脹氣通了之後，起來用冷水沖洗臉部、下巴、頸部並梳頭，如此整理後，再坐下來吃午飯，飯後看看報紙或散散步，效果要比飯後午睡勝過千萬倍。

伸展的必要

除了睡眠時間之外，人的其他作息或站或坐，絕大部分都是低頭工作，因此，給予適當的肢體伸展是很必要的。我們看貓、狗或其他哺乳動物，隨時隨地都會有伸展行為。伸展對於人來說不僅是活動筋骨，更是藉機消除身心靈的疲倦。

我在設計「防癌宇宙操」時，特別加入了「抬頭」、「墊腳尖」、「握緊雙手」等動作以刺激末梢神經，讓雙手在緊握布巾向外旋轉時，將雙臂往上拉直，這拉力同時也會運動到雙臂和雙腿的內側肌肉。此外也藉助大自然的能量，讓我們踩在草地上的赤腳吸納土地精華，當我們抬頭望著藍天，如此天、地、人合而為一，就在這短短幾分鐘時間內，甲狀腺、鼠蹊腺、腋下淋巴腺及手指、腳指的末梢神經、肩胛骨、橫隔膜和五臟六腑都有了運動，甚至連平常最不容易運動到的脾臟也運動到了。中醫說：「脾者萬物之母也」，其統血、主四肢和肌肉的脾臟功能一旦正常，身體就能保持最佳狀態；只要脾臟健康，連身高、體重也能調整至理想的狀態。

「防癌宇宙操」好記好學，能立刻有好的效果，希望大家都能愛惜自己的心身，尤其是正值轉骨期的國中小學生，最好能每天利用三、五分鐘的時間，讓自己獲得真正的健康。人應該要有信心，只要能擁有健康，再利用大地之愛，便可與癌遺傳因子共同生活。

我研究癌症多年，在創立了「防癌宇宙操」之後，對癌的研究才算是露出了曙光。因為我已經明白：每個人的體內都有癌遺傳因子的存在，人類所要學習的智慧，是如何愛它並與它共同相處，而不是欺負它或將它趕出體外。

天地有光，愛不止息

身體各器官間的分工合作及擁有一顆大愛的心，是「防癌宇宙操」所要傳達的主要意念，它是一種醫學，也是一種哲學。

「每天三分鐘，持之以恆，就有意想不到的成效。」這是我的肺腑之言，當時，教育部也積極配合推動到校園。為了推廣「防癌宇宙操」，我還請了知名音樂人吳嘉祥譜寫詞曲，歌詞的內容如下：

天為我而開，一道光出現；地是我的家，撫養我長大。
風輕輕地吹，將烏雲吹散；聽生命的歌，不停地運轉。
心漸漸打開，深深地呼吸；愛永不停息，抬頭走向前。

醫學、食療、運動是我生活中最重要的事，尤其飲食與運動，是我研究「預防醫學」的兩大基礎，這也是人人很輕易又不花錢便可得到的「保健」方法。我今年已經九十二歲，退休後雖不再看診，但時時刻刻仍惦記著我的使命，這也是出版本書的意函與情感之所在。

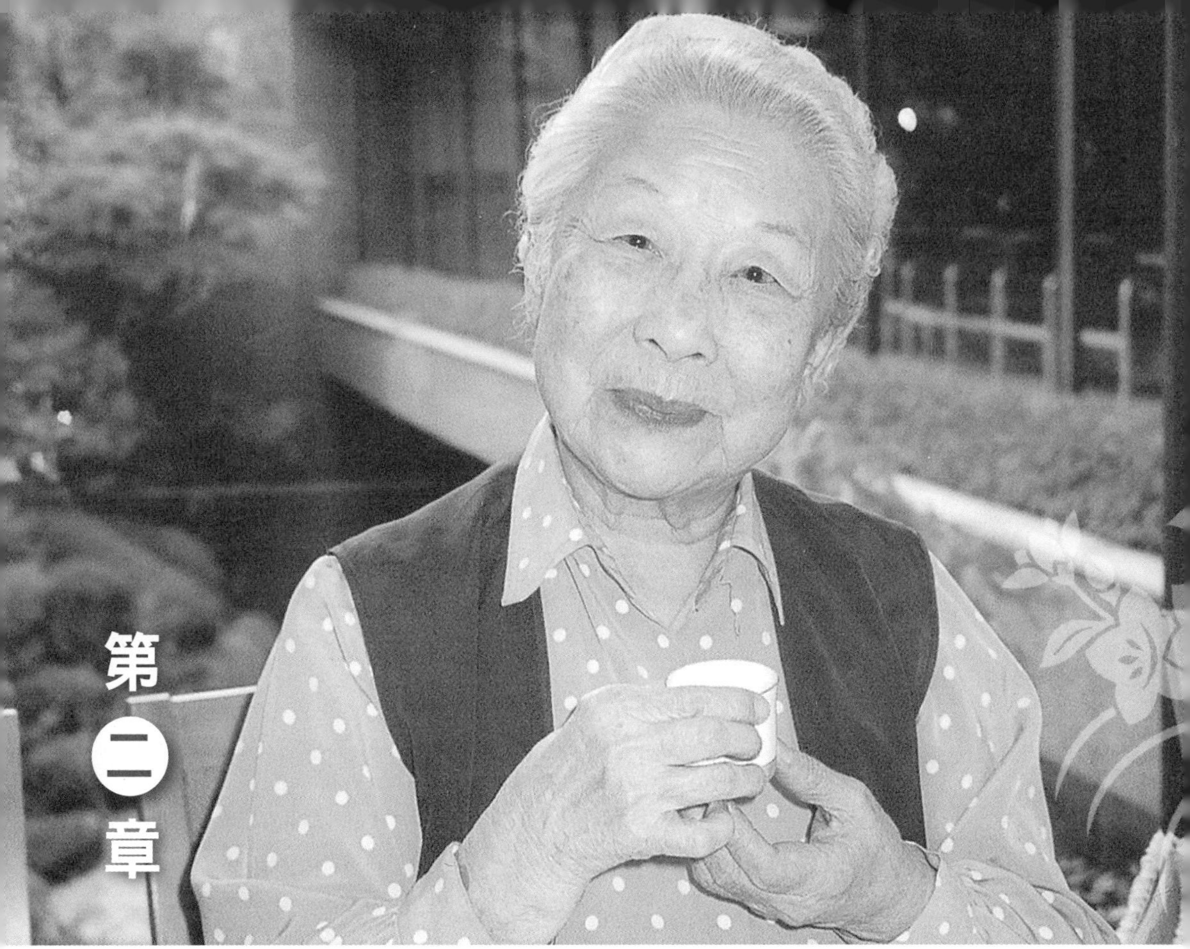

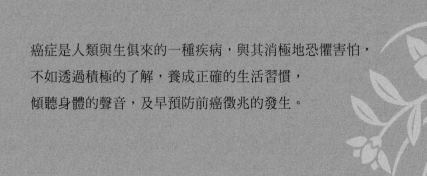

第二章

癌症調養與預防

癌症是人類與生俱來的一種疾病，與其消極地恐懼害怕，
不如透過積極的了解，養成正確的生活習慣，
傾聽身體的聲音，及早預防前癌徵兆的發生。

癌是與生俱來的

二〇一一年四月，衛生署發布國人癌症發生率的排行榜，其中第一名為「大腸癌」，而男性則以「肝癌」為榜首，女性則為「乳癌」。報告同時指出，每六分鐘就有一位癌症患者產生，每五人中就有一人罹癌。

從這些統計數據可以看出國人的飲食習慣嗜吃高脂肪、少蔬果，因此容易罹患大腸癌，再加上長期便秘、宿便，卻不予理會，成為高危險群。男性的肝癌成因複雜，但普遍顯現為工作過勞、飲酒、睡眠不足，或B肝帶原者的增加；女性的乳癌則起因於荷爾蒙異常，也跟飲食、作息息息相關。

健保局透過媒體、醫院、衛生所等多元單位發出的衛教宣導，並提供民眾免費的篩檢制度，鼓勵大家平時落實健康檢查的觀念。然而，癌症仍然是人類目前最大威脅的殺手。

很多人不禁要問，為什麼定期做健康檢查，還是會得癌症？平常不菸不酒、生活起居中規中矩的人，也逃不過癌症的魔掌？年紀輕輕、前程大好的青春孩子，也遭受癌症之苦？事業巔峰的中壯年，卻被醫師宣布癌末消息？甚至連從事醫療工作的「醫師」專家，也無可倖免？究竟要怎麼做，才能避免癌症的侵襲？

我必須告訴大家，癌細胞平常就存在於人的體內，也可以說：癌症是人類與生俱來的一種疾病。與其消極地恐懼害怕，不如透過積極的了解，養成正確的生活習慣，傾聽身體的聲音，及早預防前癌徵兆的發生。

引發癌症的內因與外因

在中醫的觀點，疾病發生分為「內因」與「外因」。癌症也不例外，有內因，再加外因，於是發生癌症。

每個人體內都帶著與生俱來的癌遺傳因子，但是，但並不是人人都會發病，必須加上外因的刺激。這「外因」則跟飲食、生活習慣、環境、情緒都有莫大關係。內因的遺傳是我們無法改變的，外因的刺激卻是自己可以加以控制、避免、協調的。如果已經不幸發病，醫師能做的，就是外因的部分。

既然「外因」包含了飲食、生活、情緒、環境等，等於把一個人的「食衣住行育樂」都涵蓋了，如此一來，人豈不是生活在「癌」的天羅地網之中？

確實，這就是癌症所以難纏的最大原因。導致癌症發生的「外因」雖然跟生活脫不了關係，但是它們都有一個共同的特點，就是「不平衡」。

不平衡會導致癌症？什麼叫做「不平衡」？

先舉一個飲食方面的例子吧。日本人的飲食習慣是蔬菜吃得多、肉吃得少，又喜歡吃生冷的食物，故容易造成內臟下垂的體型。

台灣人喜歡吃肉，尤其很注重晚餐，一天工作結束，下了班想輕鬆一下，於是雞鴨魚肉全部出籠，用豐盛的佳餚慰勞一日辛苦的自己；更甚者，晚餐吃完了還有續攤的宵夜。交際應酬的夜生活通常會以「飲食、飲酒」來打發，當把胃塞得滿滿之後，本來要放鬆的意圖，卻更加重了身體負擔。回到家已經睡眼惺忪，爬到床上一倒，到了天亮還醒不來。

此外，台灣人最喜歡假日全家大小到五星級的自助餐打牙祭，導致大部分人的胃都過度擴張。飲食過量會把胃撐得很大，在腹腔內造成膨脹，以致往上擠壓到胸腔的心臟。

以上的情形就是「不平衡」，一種是蔬菜吃過多，一種是肉吃過多，且用餐時間沒有跟身體的消化能力做好配合。

「不平衡」要怎麼調整？在《傷寒論》裡有三陰三陽的說法，認為人的各組織器官可以分為「機構」和「機能」。「機構」有如倉庫，儲存養分；「機能」主「用」，主人類之行、走、坐、臥、思等各方面行為。

機能就好像前線作戰的士兵，而機構就是儲存糧草的倉庫。如果前方作戰消耗量大，倉庫糧草不足以支援，就是「不平衡」。機構裡養料不足，要適時「補充」；相反地，機能使用不足，造成機構裡的養料堆著成了廢物，就要「用」。補、用不平衡，會影響到人的健康，導致免疫力下降，易得感冒。感冒次數一多，人就會容易老化，細胞也會提前退化。這時，在原先比較脆弱的部位就會產生組織變異，也就是：異狀發達→前癌症狀→癌症。

因此，癌症治療不能只針對單一性的局部，必須全方位關照，從提升病人整體免疫力著手。

癌症的轉移

身體某部位長了癌，不代表只有那個部位有問題。癌症是慢性病，當一個人長期飲食及生活習慣不正常，導致「不平衡」，使得免疫力下降，人體原本就存在的「癌」的潛在因子就會跑出來，變成我們說的「癌症」。

就以乳癌為例，很多婦女因工作關係無法親自哺餵母乳，而採取打「退乳針」的方式。如此可能導致乳腺阻塞，造成長期循環不好，再加上作息不規律、經常熬夜、反覆感冒等，癌細胞於是跑到該部位築巢，結果便是一般所說的「得了乳癌」。

但「癌」本身是活動的，不是死的。當它駐足在身體某個地方時，還會不停觀望，看看還有沒有其他弱點。一旦它發現了，就會越區再攻下一個城池駐紮下來，這就是「轉移」。

倘若有人經常犯頭痛，癌細胞就可能跑到頭部；如果經常感冒，癌細胞就可能跑到肺部；如果對未來充滿懼怕，每天煩惱，情緒低落，或是熬夜工作，疲勞還沒有消除就躺下入睡，癌就很容易跑到肝臟。

「臟腑在各自位置，而膜奏則相連。」儘管身體裡的五臟六腑各有其位，功能也不同，但是其間都有管道相通。所以說，即使經由開刀手術切除癌發部位，仍然有可能「轉移」，因為癌是我們生下來體內就有的，會跟著身體狀況的變化而改變。

如何預防轉移？

預防癌症轉移，有幾個自我保健、簡易的方法可以參考。

保護上呼吸道

開刀後的第一個月，首要保護上呼吸道，也就是鼻子和喉嚨，並預防感冒。至於預防感冒的對策則是：睡前按摩、今天的疲勞今天消除。

用「愛心」去對待身上已經被癌症侵襲的部位

「愛心」是我們常常聽到掛在嘴邊的名詞，仔細想想，你可曾好好用愛心對待過自己的身體？

身體的五臟六腑猶如你請來的管家，肺努力地呼吸，胃努力地蠕動，小腸努力地消化，還有許許多多其他的器官、血管、神經都在努力工作，才能讓你健康地吃、喝、工作、談戀愛。

今天，某個管家不好好工作，跑去製造癌細胞，代表你對它太苛刻了。你虐待它，使它生氣了，於是做出反常的行為，向你示威、抗議。所以，工作過度、太疲勞的人易得肝癌；常感冒、腸子又弱的人易得肺癌或腸癌。

這時該怎麼辦呢？開刀割掉一部分後，對於剩下來的部分，更應該好好愛它。千萬不要一直認為「我的腸子長了癌」而感到害怕、抱著「趕盡殺絕」的態度去仇視癌細胞。而是要告訴自己以後不會再虧待它了，會給它錢用、讓它吃得好、穿得暖。如此，器官才能繼續扮演好它的角色、發揮功能。

主僕關係是一門學問，你善待它，它才會善盡職責。換句話說，必須要主人這一方先發球，而非坐著枯等對方的回饋。其他還沒有發生癌的部位，更要好好照顧，有脹氣的，要做腹內大掃除，把脹氣排除；內臟下垂的，要利用輔助巾支撐起來；腹部突出的，要設法節制飲食，恢復原狀；駝背的就要矯正它。

大家可參考第四章「健康管理與食療」，一步步調整生活習慣，利用飲食改善三餐的食譜內容，顧好身體的需求。至於要做到怎樣的程度，才算完美的「顧好」？從靜的方面來說，要透過飲食去彌補身體失調的機能；動的方面，每天做「防癌宇宙操」，並且誠心以「念力」告訴身體：「我會好好疼惜你，不再讓你生病受苦了。」「愛」需要透過表達，讓對方明白。愛惜自己的身體，就大聲告訴它，把每一個管家哄好，別讓其中不滿意的起來「示威」，而使大家跟著作亂。

提升免疫力

癌的發生是因為免疫力下降、細胞老化的結果，因此必須從提升整體免疫力著手，可以多補充高蛋白的食物。

能夠做好以上這三個階段，癌症轉移復發的機率就會降低。

癌症的特效藥

當患者被檢查出罹癌的時候，通常的反應是「不相信」，又去找其他家醫院診斷後，最後只好接受事實。但心裡依然有疑問，尤其是平時並沒有任何徵兆，就算有，也只是一般性的小問題而已，何以會有這樣「風雲變色」的結果？

癌症的原因很複雜，在此且先不談，我要強調的是，癌可以與人和平相處大半輩子，也可能來勢洶洶、一發就不可收拾。以下是一個我在日本病患的例子。

四張診斷報告書

菊地庄次郎是日本郵輪會社的會長，某天因肚子嚴重脹氣不適，送到醫院急診，不料醫師在檢查中卻診斷出他患了肺腺癌。這對菊地的家人來說簡直是晴天霹靂，無法置信，因為菊地先生看起來仍相當健康，只是肚子經常脹氣而已，且他每四個月會健診一次，並沒有什麼大毛病。於是他們又到東京大學附設醫院及其他兩家大醫院求診，結果檢驗報告都一樣，四家的診斷書都是「肺腺癌」。

醫師判斷是癌末，所剩時間不久，因此不敢告訴本人，只對他的家人及朋友說明。但在各大醫院檢查的過程中，菊地夫人從醫生口中得知肺腺癌患者會遭受相當痛苦的折磨，例如吐血、無法呼吸、咳痰、積水等嚴重症狀。每到一個地方檢查，就聽到一次，這些話終於在她腦海中形成一幅揮之不去的悽慘畫面，只要一想到先生將要面臨這些煎熬，她就忍不住哭出來。

癌症家庭的難關

「妳是怎麼啦，為什麼哭？」菊地先生簡直莫名其妙，然而他一問，菊地夫人就哭得更傷心了。如此日也哭、夜也哭，不消幾天，人就變得虛弱不堪了。

此時，菊地的朋友水野先生來找我，水野是日本阿拉伯石油公司的會長，他告訴我：「莊醫師，拜託妳，以同為女人的立場去勸勸她吧。妳先生也是因為癌症死的，妳是過來人，就勸勸她吧，讓她堅強一點。至少在菊地先生還沒死之前都要堅強著，不然菊地先生還沒死，恐怕做太太的就先哭死了！」

這就是癌症家庭最常遇到的困難，一人生病，全家跟著愁雲慘霧。不僅病人身體生病，家人心理也病了，全家都陷入「病」的深淵中，無以自拔。

該怎麼去幫忙呢？我心裡其實也沒個底，只知需要去拜訪一趟，親自看到病患與家屬。到了菊地家，夫人一見到我就哭了起來，不知情的菊地先生在一旁說：「我太太真不知是怎麼了，這幾天老哭個不停。」

我與菊地先生聊起他的生活狀況，他告訴我，他年輕時因為業務忙碌，經常熬夜工作，然後就睡在辦公室。後來經常頭痛，便服用止痛藥，但止痛藥吃多了又會便秘，因此又吃軟便劑，如此習慣已經十幾年了。他沒有什麼病，只是常覺得肚子脹氣。

脹氣是前癌徵兆

我要他躺下來讓我打診，一打診，只聽他整個肚子像個皮鼓，手敲著敲著，盡是「砰、砰、砰」的回音，彷彿肚子裡裝了很多瓦斯。菊地夫人一聽到我說她丈夫脹氣嚴重，更是哭個不停。

如果不把肚子裡的瓦斯消除，等到「爆炸」就麻煩了。我向夫人解釋。

「要怎麼做才能消氣呢？」菊地先生問我。

「要做一次大掃除，把肚子裡這些老舊廢物掃出去。」

「好啊。」菊地先生很高興。

「要吃很多蘿蔔、牛蒡。」

菊地夫人說先生的脹氣已經很久了，每次看醫師都是拿「消化藥」與「安眠藥」回家服用，但是沒什麼效果，算是「慢性病」了，也就不是很在意。

「那是沒效的，要放屁就要先帶禮物去跟腸子打招呼，拜託它放屁才行，不然腸子是不會理你的。」我做了這麼一個比喻，大家都笑了出來。菊地先生很高興地說：「對，這樣我們就趕快來『打掃』吧。」

於是，我告訴菊地夫人做腹內大掃除的材料，她非常認真地一一記下，立刻外出採買。回來後馬上進廚房料理，並隨時詢問我正確的做法。

掃掉全家的愁雲慘霧

蘿蔔汁做好之後，便立刻讓菊地先生喝下，三小時之後，腹內大掃除開始發威，菊地先生不斷放屁。這一放可真是「驚天動地」，因為他肚子裡積了十幾年的脹氣，一時之間找到了出口，聲音之大，令人側目。有時是「嗶、咘」的怪聲，有時「砰砰」兩聲，像是放鞭炮。全家人包括女兒、孫子，一聽到他開始放屁，都拍手歡呼，菊地夫人這才轉憂為樂，臉上有了開心的笑容。

只要一聽見「嗶、咘」聲，夫妻兩人就相擁而笑，這一笑，又牽引腸子蠕動，連續又放出一串「噗」的屁聲。孩子們聚精會神地傾聽：「這個屁音好像跟剛剛的不一樣」、「現在這個聲音也不一樣」，大家都加入評論，正七嘴八舌時，「砰砰」的響屁又出現了，惹得全家人笑成一團。

從菊地先生被檢查出癌症到現在，家裡一片愁雲慘霧的氣氛，經過這次「大掃除」，全部一掃而空。菊地夫人為了改善先生的身體狀況而努力，一種開朗、朝氣蓬勃的精神在她身上煥發。從這一天開始，她再也沒有為丈夫的病哭泣過。

當天晚上，菊地先生沒有喊頭痛，止痛藥也就不吃了，一覺睡到天亮。從此，他再也沒有吃過止痛藥，而且止痛藥一停用，大便也正常了。我又教導菊地夫人做「杏仁豆腐」，因為杏仁對肺部有益。光「蘿蔔汁」和「杏仁豆腐」這兩樣，一下子煮一下子燉，一下子切一下子洗，就夠她忙得團團轉了。在廚房的時間多了，也就轉移了焦慮和傷痛，淡忘了憂愁。

幾天後，菊地先生跟我說他還想再吃「蘿蔔汁」，我告訴他：「脹氣已經全部排出來了，不用再吃了，就是再多吃，也不會有屁可放了。」過了幾天，他跟我說：「好奇怪，真的放不出屁來。」原來他瞞著我又偷吃了一次。

急病急治，慢病慢治

要做腹內大掃除，必須配合季節，蘿蔔是冬季時蔬，因此應該等冬天才做。菊地先生很幸運，當時剛好是蘿蔔盛產的季節，因此很快解決他的病痛。

或許有人會問，若發病時在夏天，難道要等到冬天才吃嗎？這未免太久了。我要告訴各位，不急，癌症是日積月累的慢性病，「急病急治，慢病慢治」，吃東西一定要配合季節才會有效果，就算病人很急，但做醫生的千萬要冷靜，不能跟著病人急。

「肺與大腸相表裡」，治肺部的病當從大腸下手，「氣不通則痛，一通則癒」。由於菊地先生體內的脹氣通通都排出來了，「氣通」了，所以他死時並未有任何痛苦。

說到菊地先生的死，卻是頗為冤枉的。在他脹氣消了之後，便應《日本經濟新聞》之邀，開始撰寫《私的履歷書》，每天於報上連載，寫了兩個多月終於寫完。當這本回憶錄出版時，菊地先生相當高興，他完成了長久以來的心願。

後來，報社和同事為他開了個慶祝會，在會中他宣布：「明天我要到醫院住院一個禮拜做健康檢查。」（註：日本企業會為員工安排一年四次的健康檢查）朋友們一聽，都很擔心他如果得知自己罹患了肺腺癌，不知會有什麼反應，但又不能阻止他去。大家表面上歡歡喜喜的，內心裡卻是五味雜陳。

了然於心的生死觀

然而，住院檢查到一半，醫院竟通知說菊地先生去世了！家屬急忙趕到醫院後，悲痛萬分。我想，菊地先生因為長年吃安眠藥，腸子幾乎不蠕動，腸子的機能、腸壁等都相當脆弱。雖然有做腹內大掃除，但長年積弱一時無法改善，推腸鏡稍一不慎，就出了狀況。

但菊地先生死時是多麼的安詳啊！到死前他都沒什麼痛苦，不會脹氣，也沒有咳嗽、沒有痰，也不知道自己患了肺腺癌。

朋友們到他家弔唁時，一路上都想著要怎麼安慰他太太，沒想到見到夫人時，她一臉歡喜，抓開白布高興地說：「你們看，他完全沒有什麼痛苦，有誰死的時候能這麼好命呢？」菊地夫人還反過來安慰那些朋友，直說菊地先生能這麼安詳地離開是多麼的幸福啊！

我聽了很感動，也很驚訝，菊地夫人居然能夠將「生死」看得這麼透徹，顯然她已經悟道。如果不是對生死了然於心，如何可以歡喜接受折翼之痛呢。

或許菊地先生的死，有些人會認為是遺憾，但人誰能不死，只要大去之前不必經歷疾病痛苦，應該就是有福報之人了。菊地先生不僅在平靜中過世，且在離開人世之前把想做的事都完成了，並沒有讓他的家屬承受手足無措的慌亂。

照顧癌症患者的智慧

待喪事都結束後，菊地夫人抱了一大束的百合花，還有一包錢來基金會看我。她像個頑皮的孩子似的，把臉藏在百合後面，完全不像個憂傷的未亡人。她很高興地謝謝我讓她先生這麼「好命」。此後，每回見到我，她不是跟我打招呼說些問候語，而是「噗」地一聲笑出來，因為只要一見到我這個「放屁醫生」，她便想起先生那回大放屁的前塵舊事。

看著原本哭哭啼啼的菊地夫人居然能重拾笑容，身為醫師的我真的有無比的充實與滿足。當天，菊地夫人回去後，我立刻打電話告訴水野先生：「你交託的任務我已經完成了。」

菊地夫人的實例讓我們了解到照顧癌症病人的智慧，然而，癌症病人家屬的心情也是需要被關懷的。在陪伴求診的過程中，菊地夫人每到一家醫院檢查，就得聆聽一次「恐怖、嚇破膽」的話。雖然醫師提點家屬關於病患可能出現的病情症狀也是事實，但描述這些時必須要用體貼的心去對話。

這份體貼的心，也就等於在「治病」。癌症要用「愛」當良藥。這不是一句口號，醫生的愛心可以影響到患者面對癌症的態度，而態度則會影響病人的意志力與復原能力。

罹患癌症的病人，首要注意不能悲傷，悲傷會影響情緒，一旦情緒低落，更大的劫難便會降臨。如果周遭看護的家人把沉重的心情掛在臉上，病人只會鬱上加鬱，進而降低免疫力。

在我的經驗裡，重病的病人若能高高興興地吃上一餐飯，哪怕只有幾口，都可以將生命再拖延個三、五天。請相信「好心情」，愉悅、平靜的情緒，是克服癌症的特效藥。病患需要醫師的治療，更需要家人的支持來帶給他好心情，即使無法挽回生命，至少能免於離世之前的痛苦折磨。

莊博士的叮嚀

日本人愛吃生菜、生雞蛋，所以脹氣的情形頗為普遍。他們習慣將生雞蛋拌奶油，用醬油煮到半熟拌飯吃。以為這樣軟軟糊糊的好消化、好下飯，其實半生半熟拌醬油奶油吃下肚，胃液根本無法分泌。

半生熟的雞蛋固然可口，但不易消化，真正好消化的蛋是滷蛋或茶葉蛋，煮愈久、愈熟的蛋才好消化。

平衡的真理

當我還在日本醫學院求學實習時，有一天值班的夜裡，救護車送來了一個發生重大車禍的男子，醫師診察後立刻準備開刀手術，但是打開腔體後，發現他的內臟多數已經破裂，根本急救無效。醫師宣布死亡的那一刻，在一旁當實習醫生的我注意到這個人的每個臟器：胃、肝、腸等，處處都有嚴重癌細胞的侵蝕。

與癌和平相處

葬禮之後，我特地走訪這個男子的家庭，詢問他是否有癌症診治的病歷。他太太對我的問題很是吃驚，因為據她所知，她的先生沒病沒痛，完全沒有就診紀錄。這位五十六歲的中年男子體力旺盛，生活作息正常，過去從未患過什麼大小病，連一般感冒都少有，每天食欲跟情緒都很好。

家庭和樂的他，在太太眼中是個「健康寶寶」，每天早起早睡，生活很有規律，並不知道自己罹患癌症，到死之前都沒有出現任何的癌症徵兆。而今，卻因為意外車禍的突發事件，才不幸死亡。

明明受到癌細胞嚴重侵襲，卻沒有症狀顯示出來。這個個案不正印證了我的研究：只要採取良好的生活方式，就可以完全與癌和平相處。我親眼看到這個事實，因此提升了我的自信，

之後，我陸續累積收到三萬多件患者的「生活調查」資料，其中八成是女性，她們多半是乳癌、子宮癌、胃癌的患者，對於手術後是否復發或轉移，以及癒後的生活，充滿了憂慮與恐懼。這些珍貴的田野調查個案，協助我在研究癌症議題上，獲得了很珍貴的心得與結果。

平衡是健康的基礎

所謂「良好的生活方式」，包括：飲食、作息、運動、情緒的平衡。平衡可視為孔子學說的「中庸」，就是不偏執、不偏激、不極端；道家的太極亦是以圓融為真理，大自然的律則，也是求中講「平衡之道」。

與「良好的生活方式」相對的是「錯誤的生活方式」，這可以我父親作為例子：飲食過量、好重口味，嗜菸酒、肉食、油脂、辣椒、甜食等，身材肥胖、久坐不動，經常有疲倦感。另一方面，與父親完全相反的外子體質消瘦，體重不足，不菸不酒、喜歡生冷清素食物，易感冒，屬於營養失調的一類，早晨起不來，常常患肩痠。

他們兩人顯現了兩種極致差異的體型與不平衡的生活，但相同的是，他們都在壯年時受到癌症的折磨而離開人世。

食物有一利必有一害

自古以來，我們就常聽到「病從口入」的說法。這的確千真萬確，食物對於人類而言，有一利就有一害，務必要理解真正適合自己身體的食物，並選擇正當的吃法。

倘若任性、不節制，只知滿足個人好惡的飲食生活，必然使身體的各種平衡失調，造成營養過剩或營養欠缺，同樣會流失健康。

飲食生活是教養的一環，現代年輕媽媽因忙於上下班或專心事業，往往輕忽了在家煮三餐的意義；加上豐衣足食的富裕生活，孩子要什麼都可以滿足，在飲食上更是讓孩子養成了外食、挑食、偏食的習慣。

我的年代適逢戰爭期間，物資生活非常匱乏，但是父母都會告誡子女「呷魚、呷肉，也要呷菜甲」，意思就是「吃魚、吃肉，也要吃蔬菜」。這是最早的「飲食教養」，用一句俚語就解釋了飲食均衡的概念。

假如飲食均衡失調，再加上每天的疲倦殘留，沒有做好立即的消除，致使身體的新陳代謝逐漸出現反常，將容易引發感冒而成為慢性病或前癌狀態。

感冒會種下惡因

女性尤其應該注意，在月經前後的十天、產後的三十天、流產或打胎的四十天之內，以及在房事過後，如患感冒，導致癌症的風險很高，容易罹患乳腺腫、子宮筋腫、腫瘤、疙瘩、雀斑、神經痛、風濕症等疾病，而且加速老化。

我一再強調，感冒會使身體產生惡劣的結果，但一般人並不覺得感冒有什麼大不了，只是傷風、受涼罷了，幾天過後自然會好。殊不知小疾病會轉成大麻煩，感冒其實就是身體亮紅燈，經常反覆感冒，正是身體所發出的警訊。

另外，體型也是一個人健康與否的「指標」。不當的食物攝取方法會使得上下腹部突出，身材改變，不僅影響穿衣、外貌，更是身體發出有難的「告示」。不當的坐姿會造成駝背或脊椎彎曲，將影響到內臟、神經的壓迫。駝背的人且把背脊伸直看看，必會感到由胃到小腹部分是分開的。這一體型的人，會常感覺胃部不舒服，全身倦怠，並時時有焦躁、不耐煩之感。

體型有毛病的部位，容易形成疾病侵犯的間隙，因此，關於體型為什麼會改變，自己應當反省是否生活方式有誤，並立刻加以糾正。

每日四省吾身

古老訓誡有說：「每日四省吾身。」這句話剛好可以很貼切地用在我所推行的「自我健康診斷」：每天早晨六點、中午十二點、晚上六點、入浴或就寢前，前後四次，自己對身體加以診斷，把這「四省」納入生活的必要習慣。

例如，早晨六點醒來，仰臥在床，彎曲兩膝，用手分別按壓四個部位：(1)肚臍；(2)肚臍四周；(3)心窩；(4)肋骨下方，檢查有沒有疼痛、跳動或壓迫感。如此每天要做四次的檢查，如有異樣，當知此乃因為飲食過量、運動不足、沒有消除疲勞而使睡眠期間消化不良，體液失去均衡所致。其解決之道，在於該日的晚餐不可吃得過量，甚至就寢前要不吃不喝。

很多疾病的產生其實都是咎由自取，每天四次的自我健康診斷，藉由觸摸可以熟悉身體狀況，透過手指的按壓感受身體的回應，這是傾聽、珍惜身體的方式。愛自己沒有其他途徑，粗暴的飲食、日夜顛倒、菸酒不離等，這些都是對身體的慢性謀殺。

飲食生活的正確觀念

關於三餐飲食，正確的觀念是：早上吃好，中午吃飽，晚上吃少，不吃更好。

這句話的意思就是：早上要吃上等品質的食物；中午要吃飽一點；晚上要吃得清淡與少量。如果在每天的晨診中發覺有異狀，最好將晚餐省略不吃。

這種飲食順序我在半世紀前就曾大力呼籲，可是當時台灣社會還很貧困，為求基本溫飽，人人都很拚命。邁入了七〇年代後，台灣經濟起飛，整個社會逐漸豐衣足食。這時大家初嚐富裕的滋味，更不會有人重視我努力推廣的「預防醫學」觀念。國人的飲食方式仍然延續傳統：早餐略過，午餐隨便，晚餐豐富，甚至有宵夜習慣。

這種飲食習慣是因應都會生活的作息，有了電視之後，上班族更無法早睡，隔日自然起得晚。主婦不再有時間做早餐，孩子吃現成麵包；午休時間短，隨便外食便當打發；到了晚餐，總算下班、放學了，全家團聚，便用豐富佳餚來犒賞一天的辛苦。

於是，這種狀況剛好成了顛倒的飲食順序，即使勉強胃部來適應，但自然宇宙的日升月息並沒有改變，逆轉的生活節奏終究得由承擔的身體來付出代價。

一天的飲食中，早餐和午餐要充分攝取均衡營養，晚餐則應力求清淡，為的是減輕腸胃負擔，以達到安眠的作用。可是，我在癌症患者的飲食調查中，卻發現幾乎所有人晚餐都吃高蛋白的大魚大肉，且食量超過白天的兩餐。這會影響到安眠的品質，夜晚若不能靠深沉的睡眠獲得休息，身體的倦怠並未被釋放，自然體內氣血運行也會受到阻礙。疲勞沒有復原的出口，疾病便悄悄在暗中找上門。

癌患家屬的照顧

當病人到醫院看診，經過各項現代醫學的儀器檢查，被醫師宣告罹患癌症後，每個人隨著各自的社會角色、年齡、家庭、工作、經濟條件、個性、觀念等，會出現不同反應，但最後都能歸結出兩種現象：一種是宿命地接受並積極面對治療；一種剛好相反，情緒一再地挫折、灰心、消極、喪志，最後可能失去治療的黃金時間。

其實，癌症並不等於絕症，癌本是與生俱來的細胞，一直隱藏在我們體內，只有當身體某個器官或部位衰弱時，它才會出來作亂。只要平時注意身心平衡，癌是可以與我們和平相處的。

在醫學科技發達的現代，人類為了消除癌細胞，發明各種抗癌的方法，如手術、化療、放療與藥物治療。可是，為何癌症的致死率依然很高？相信這就是大家無法克服癌症就是死刑看法的原因，況且，癌症治療辛苦、痛苦的過程，也是大家恐懼的陰影。

我過去行醫時，以癌症為研究的終極目標，收集了數萬個病歷，以及患者的生活、病況、療程、癒後的調查資料。針對這些臨床經驗，我告誡大家：癌症不可怕，只要注意感冒次數，提高前癌狀態的警訊，努力矯正生活習慣，改善三餐飲食，徹底做好「今日疲勞今日消除」，每天早晚實踐「防癌宇宙操」，就可以安枕無憂，這就是我致力推展的「預防醫學」。

即使已經罹患癌症的患者，也無須承擔過度的壓力，甚至做出逃避與拒絕的行為。只要明白癌症的知識，做好心理建設，調適面對疾病的態度與觀念，充滿信心地邁向正常的生活。

此時，患者固然需要醫療資源，最重要的其實是家人的支持與照顧；能否安然恢復身心健康，親情足以比藥物還具效力。一個患者歷經抗癌的種種治療後，回到家中面臨的是長期的身心調養期，家人的愛與支援，都會在平時的一舉一動中透露出來。如何建立患者與家人之間溝通無礙的管道，彼此都能表達出相濡以沫的情懷，這是家屬與患者共同信守責任、義務、親情、愛的鎖鍊。

以下是我提供給家屬，在家中照顧患者的方法。

女性癌症患者的照護

女性常見的癌症包括腦癌、乳癌、卵巢癌、輸卵管癌、子宮頸癌等，大多由於荷爾蒙的異常導致內分泌失調所引起。

患者如果子宮並未摘除，可藉由每個月的生理期來找出對策，每天詳細記錄基礎體溫及症狀；若子宮已手術摘除，便得從生活上做改善。家屬要鼓勵患者儘量接觸大自然，在不疲倦的原則下多到戶外散步。這時家人的陪伴很重要，一起走路聊天，除了緩解寂寞外，也是家人建立親情的機會。患者的三餐要維持不飽不脹的要求，大約八分飽就好，並在飯前休息，睡前更一定要做「消除疲勞」。

尤其，患者要預防感冒所帶來的併發症，感冒的發燒症狀經常會導致肺炎，嚴重恐會致命，一定要很小心。

若患者睡眠品質不良，甚至有失眠症狀，建議在睡前喝一小口酒，並改以自己製作的「茶葉枕」來幫助安眠。若因疼痛而失眠、脹氣，睡前另需施以米酒薑汁泡腳。

關於患者的飲食，晚餐儘量食用燕粥，吸收良好的病人還可以用白蘿蔔汁、冬瓜汁、高麗菜汁代替水分，米與水的比例為一比七，蒸煮一個小時。

生活上應嚴守正確的梳洗方法及坐姿，疼痛者更需採用三段式座椅。尤其要謹記少量多餐原則，將一餐的量分三、四等份食用。女性也有必要梳洗完畢後戴上耳環、並且以綠色為佳，玉石亦可。家屬更要在精神上給予適度的鼓勵，讓病人常保愉快的心境，對症狀的改善會很有幫助。

保健小妙方

米酒薑汁浸足法

● 材料

1. 米酒　兩千六百西西
2. 鹽　兩百六十公克
3. 老薑汁（帶皮絞汁備用）　兩百六十西西
4. 開水（隨時加熱備用）　酌量

● 使用方法

1. 將全部材料放入桶內，慢慢倒入燒開的熱水，溫度以腳部可以接受的程度即可，剩餘的水繼續小火加熱備用。
2. 將雙腳浸入熱水中，持續浸泡十分鐘後，每隔五分鐘將腳抬高離開水面，加入熱水使水溫維持浸泡溫度，並繼續浸泡，進行時間共約三十分鐘。

3.桶內用過的酒水不要丟棄，可以保留第二天繼續使用。將用過的酒水燒開並加入新的材料，繼續進行足部的浸泡，方法同前。

※浸泡前可在胸前及背部各放一條乾毛巾。

● 功效

可以減輕脹氣及全身疲勞，幫助儘早入睡安眠。

吐血患者的照護

在休養期間曾有吐血者，應喝蓮藕汁，依體重每公斤搭配十西西的比例烹煮。可以分裝保存，每瓶一百西西，食用前可加入些許冰糖、蜂蜜或鹽，充分搖勻後慢慢飲用，並以持續不斷為原則。包括大腸癌出血、子宮癌出血、肺癌患者，都可採用這種方法進行調養。

積水患者的照護

積水患者會到醫院做「抽水」，由於抽出水分時連同體內的營養也會一併被抽走，所以病人會顯現出「虛弱無力」的現象。基於肺與大腸相表裡，無論肺積水或腸積水，都可由大便排通，待大便軟化排出後，水分自可排出。

肺積水者可服用「雙寶液」，日服三百西西，分三、四次、每次一百西西服用。吞嚥有困難者，可將藥液分置製冰盒，每次取出一小藥塊放入口中慢慢溶化、吞下，藥液自然會被大腸吸收。

肝積水的患者會出現腹部脹氣、呼吸困難的症狀，可煮田雞湯食用。肝癌末期病人會排氣、吐血，服用這種處方後可減輕痛苦。能夠進食的，還可改吃「福康」，將「福康」與肉汁或菜汁一同燉煮，份量為每公斤體重搭配兩公克「福康」，多吃可以幫助排便。

其他患者的照護

淋巴癌與白血病的症狀雷同，都起因於紅、白血球數量失衡，治療對策是調整紅、白血球數量使其平衡。建議在每晚使用米酒薑汁浸足，將米酒燒熱浸至腳踝紅熱的程度，再以蕎麥粉和蛋白液敷在紅熱處，手部亦同，直到隔日早上再取下。早上起床時，也務必記錄基礎體溫及所有症狀，以便找出對策。

鼻咽癌患者如果無法吞嚥，可用導管灌食，將固體食物搗爛後灌入；服用「福康」亦同。

癌末患者的照護

中醫看人體營養素的來源與運行，是為血液、分泌液和淋巴液、水分等，統稱為「津液」。在中國醫理中，津液分為三陰、三陽，陰陽分別構成一個系統。例如在消化系統方面，「陰」就是指胃液，「陽」就是指消化器官，如此一陰一陽便形成了消化作用。

基於這個醫理，照顧癌末患者的最高原則，就是提高他們本身的活力，鼓勵他們接觸大自然，日出而作，日入而息，呼吸新鮮空氣，赤腳於草地吸收宇宙能量。也就是要以減輕患者的痛苦並加強內因、提高抵抗力為要務。

患者能否恢復健康、度過危險期，完全掌握在自己與家屬的同舟共濟。大家盡力而為，雖說不要勉強，但要充滿高度的信心與希望才行。

假如體內的津液不通、不順，就容易生病，暢通則難以得病。最重要的是脹氣一定要消除，而且絕不能感冒，感冒是萬病之源，對癌症病人的影響尤其重大。

如因腳浮腫而行動不良，開刀後體力一直衰退，可製作蒸粥來吃，並吃養肝湯及「福康」；時常感冒、咳嗽、氣喘者則服用梨蜜薑。體型瘦弱的病人，不可馬上給予肉類食品，要循序漸進。如果已施以抗癌劑或化學治療，則一定要服用養肝湯，能呑嚥者連紅棗去皮食用，湯汁也要一起飲用。

開刀患者的照護

準備入院施行手術的患者，開刀前後一定要記得服用養肝湯來提高膽汁分泌，加強肝臟功能。下腹部突出者晚餐宜少量，開刀後、三餐或晚餐可以改用蒸粥。若施以放射線或化學治療時，更要食用養肝湯及「福康」。胃癌患者手術後時常會有嘔吐感，對策是將炒過的粗鹽和鹹橄欖磨成粉食用。

手術後病人或癌症病患勿食紅花油、沙拉油等，最好使用白芝麻油，以幫助解毒；茶油只適用於有積水的患者。

感同身受、同理心

癌症患者不論第幾期，對策都是提高自身的抗體，要設法激勵自己，勇敢面對現實，不可憂愁陷入情緒的深淵。

飯前一定要休息，抗體提高後就不易轉移，這是非常重要的關鍵。患者家屬也要妥善照顧自己，尤其女性家屬在生理期間不可過勞，若掉以輕心壞了自己的健康，便無法持續有體力照顧患者了。因此，家屬的心理建設亦很重要，要維持輕鬆樂觀的心態及不抱怨的習慣，時常拉拉耳朵，露出希望的微笑，與患者互相打氣成長。

癌末患者的家屬要明白減輕患者痛苦是照顧的第一要務，所以無論如何，感同身受、同理心很重要，儘量提升患者心理及精神上的愉悅，幫助減輕肉體遭受的折磨。

莊博士的叮嚀

癌症末期的照護以減輕痛苦為主，不應再尋求治療。但是有些家屬還存有傳統的思維，認為「見死不救」有違道德，或心有所不捨，便執意不放棄。其實這樣反而會讓病患遭受無謂的痛苦折磨。家屬應看破生死癥結，無論面對病人或自己，都要以豁達之心面對。

要不要對病人坦白病情事實？現代醫學進步，癌症是可以治癒的，但治療之路非常長遠，如果病患本身很堅強，則無須隱瞞，讓他知道家人會一起共患難；如果患者相當恐懼、不安，不如不說破，儘量讓他做喜歡做的事，減去其恐懼的情緒，反而有助改善病情。

然而，病人身體日益虛弱，總有瞞不住的時候，這時家屬要協助病患接受事實。病患若是年長者，則必須讓他們知道：子女會自立自強，不要擔心。使患者心情平靜祥和，病情或可好轉，若無法治癒，至少也能放下對親人的罣礙。

有時候病患不想增加家人的煩惱與負擔，會顯現消極的反應，不接受治療的安排。此時，家屬更要表現堅定與樂觀，讓患者明白親人的支持與愛。但為維護病患的尊嚴，最好尊重他的意願與能力，如生活的自理、興趣的發展，家屬只要從旁協助即可。

含笑而終的生死學

「癌末」的意思是指患者即將面臨死亡，所以醫院有安寧病房的設備，也就是不再施以治療，而是儘量讓患者在平靜的狀態下走向生命的終點。

這是先進社會人道的設施，台灣在還沒有安寧病房概念之前，我就主張人可以與癌和平相處。若真的面臨死亡，身為醫者能提供的，就是減輕患者痛苦，以達到「含笑而終」的境界。

「含笑而終」是對生命最高的感謝與禮讚，不要說「癌末」，任何人哪有不死的，人自出生的開始就逐步邁向「死亡」。我認為每天的睡覺，就是「死」，醒來，就是「活」。

生命的結束是另一種「沉睡」，沒什麼可怕的，無論是因為疾病或高壽，大家都能以喜悅之心面對這「生死學」，活的時候便更有意義。

有一首台灣歌謠是這樣唱的：

人生好像桃花枝
有時開花有時死

花有春天再開期
人哪死去無活時

體會歌詞的深意，讓我們從大自然中學習面對生死的豁然。關於這點，請參考我另一本著作《無齡的養生智慧》書中針對「永眠」的觀點。

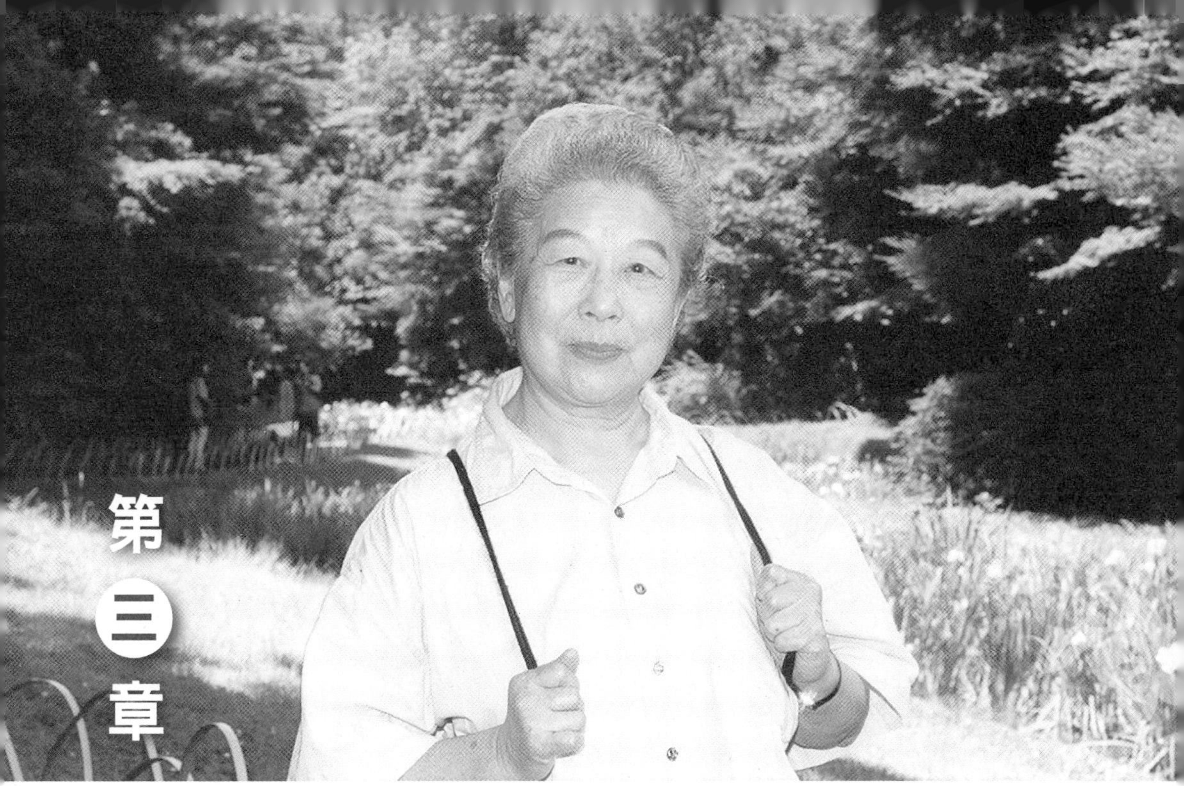

第三章

面臨年老時

延緩老化是我們對身體的責任與義務，
我們可以學習掌握「預防勝於治療」的防治工作，
如此一來，老了就不怕病來磨，
期許自己可以做個「健康人」。

大自然的能量

我到日本學醫的時候還很年輕，當時為了排解鄉愁，常常利用課餘到皇宮外圍的公園散步，瞭望皇宮裡廣大的庭園。庭園裡樹木、花草、水池、山石布置得很幽雅，總覺得一次看不夠，後來，我就帶媽媽一起去欣賞，這變成了我們每天的生活行程之一，不去走走就渾身不舒服。於是，原來只是課餘去散步，最後成了每天早晚各一次的走路運動。如此六十年如一日從未間斷，即使出國會議，我在訂旅館的時候，也一定會選擇附近有公園的旅館。

持續一甲子的運動

很多人以為我這個從國外學成回來的人，一定是用什麼時髦的運動在健身。但我必須說，我的運動就是每天晨早的走路，以及早晚的「防癌宇宙操」。

走路無需同伴的牽制，無需用具的花費，也不需要特定的場地。走路這麼「陽春」，是不是很無趣？更有人懷疑它的持續性。可是，走路讓我走了六十年，從年輕到年老，樂而不疲，到現在還在走，風雨無阻。

於是，又有人想知道這其中的祕訣。

人活著就要動，「動」不僅能活絡全身的筋骨，「動」更是生命能量的來源，是生命的活水。但是，很多運動都需要「條件」的配合，如球類、游泳等；再則，年齡也是影響因素之一，尤其中年之後體能逐漸衰退，很多運動得先衡量斟酌，若過於勉強，使運動變成負擔，造成運動傷害而影響健康，那可能就弊多於利了。尤其，運動過量而猝死的不幸事件經常發生，體能的極限要自己評估，無論是哪個年齡階段的運動，都不可持競賽的心態，隨便跟進別人起舞。

青春的分水嶺

依我的親身體驗與多年的研究印證，東方人平均到了三十五歲就是青春生命的分水嶺，此後便是所謂「中年」的開端，體能將逐漸走下坡。如果能在更早的三十歲就學習親近大自然，養成登山走路或公園散步的習慣，到了更年期，任何生理、心理問題，都會在大自然中找到答案。

更年期是一種生命的轉換與蛻變，無論男女，大家都無法倖免。尤其女性最為明顯，前後長達十年的更年期，有人可輕易過關，有人卻得辛苦而漫長地煎熬。這端看個人的先天體質與後天健康的條件，但更多的是個性、觀念與生活習慣等因素造成的影響。

欣賞美學的能力

更年期所帶來的衝擊，最首當其衝的是性情，可能會變得和過去完全不一樣，好惡、價值觀、思想都起了變化；接收訊息或表達意願，都會以負面想像為思考出發，認為世界上任何事全都是不好的，美好感受的能力不知何時被摒棄了。會很懊惱，很鬱悶，無理由地垂淚憂愁，情緒經常盪到谷底。其實，這就是當人面臨青春已逝的無奈，與對生命趨於年老所興起的害怕和感傷。

這些反應都是很自然的，要避免或減輕這種心理挫折，只有在進入更年期之前就具備欣賞大自然的能力，養成早起爬山、綠地散步的習慣，使心扉和眼界打開，了解生命的意義，方可找到另一片新春。《可蘭經》說：山在哪裡，我就前去。可見世上的價值，唯有大自然可以給我們真理。更年期就像是生命來到了瓶頸，如何克服肉體與精神上的困境，不妨讓大自然作為自己的靠山，借力使力吧！只要走進大自然，便會明白我所說的境界。

銀髮族的運動要注意保持體力，平緩適量地活動即可。走路散步最沒有風險，是最輕鬆愉快、人人可以輕易達成的活動，我建議大家最好以晨早的走路散步迎接每一天的序幕。

為什麼要在清晨走路？

我強調走路一定要在清晨，這個原理來自：早起有助於新陳代謝的旺盛力，只要新陳代謝強盛活潑，廢氣就會排出體外。身體少了負擔、沒有累贅，自然身心都輕鬆、和諧，因此能迅速吸收營養，使腦子清明，思想開放與創新，對事物的看法與處理也會有所不同。

養成黎明即起的習慣後，絕不會想熬夜，一天的作息便趨於正常，如此，身體的動靜符合日夜宇宙的運行，一切都在軌道上，身體當然無病無痛。何況現代人大都居住於都會區，很少有機會接觸大自然。利用每天清晨的走路，把身心託付給大自然，欣賞天空、森林、花草等，呼吸清新空氣，腦中的一切雜念隨風飄逝。此時，眼前的萬物將提升人對美感的強烈感受，以及生命的存在意義，也會促使人予以珍惜、感謝。

人在清晨中隨著太陽升起的節奏與律動，思想會變得透徹而明朗，有如灌頂般聰慧敏捷，無論什麼障礙或困境，都有迎刃而解的勇氣與智慧。早晨思考問題與晚上思考問題，會出現不同的方向與結果。這個道理就跟我一再強調早餐要吃肉、晚餐要吃清淡的蒸粥一樣。

站立使內臟懸垂

經過一夜的調息、安眠，甦醒後，早晨的內臟是吸收力最好的時刻，胃液分泌相當充足，能將食物的營養完全吸收、完全燃燒，多餘的物質則會順著腸道運送。如果人是在疲倦的情況下進食，消化系統無法運作，食物一定堆積，產生滯留體內的廢氣，阻塞在腸道，造成內臟更大的傷害。

我們從清早起床到晚間這段時間，無論是家庭主婦或上班族，一天下來，身體至少直立了十個多小時。在這期間，內臟都處於懸垂狀態，因此會感到疲倦。大部分人並不理解疲倦是體內的臟器在抗議，此時若以為趕快吃東西，如同為熄掉的爐火快點添加薪材，那就大錯特錯了。

疲倦、沒精神、感覺很累，這時要做的不是灌水、灌酒或狼吞虎嚥，正確的方法是去洗個澡，把身體躺平，讓各個臟器回復到原來的位置，使腹部得到休息。當人站立後，腹部承受了最大的壓迫，只有躺平才能使壓力獲得減輕。

腹部是我們最該珍惜與護衛的地方，腹部的胃有「複腦」的稱謂，也就是人的「第二個腦」，它會隨著人的情緒而影響運作，可見「胃」是有個性、有思想的。接著，連結胃的腸道如果長期充滿廢氣，往往便是疾病的起源與禍根。因此，疲勞時不可立刻進食，應該先休息，使身心和緩回復後才開始飲食。這是我極力呼籲「飯前休息」、不要「飯後午睡」的關鍵。

再說到動腦，清晨的頭腦判斷力最佳，思緒最明朗，雜念都在與大自然的接觸中被消除，只會產生好的主意、好念頭。若是在晚上動腦，思考力混淆，是非常不智的。

人老先老腳，養生先養腳

這些年來，台灣高齡社會的現象已經浮現，各界對於「熟齡」這一塊的商機尤其敏感，關於健康、養生的資訊，一時間豐富且風光了起來，運動產業更是隨之一窩蜂地興盛。

然而，很多人不明就理，認為運動是挑戰自我能力、是追求高難度，卻不知運動傷害帶來的不只是筋骨損傷，嚴重還會波及內臟器官；尤其是老年人，若種下無法彌補的創傷，將成為餘生的痛苦來源。

台灣有句俗語說：「人老先老腳，養生先養腳。」這就是我推行「走路」一甲子的精神所在。人類的一雙腳，從大腿乃至於足尖，有膀胱經、腎經，膽經、肝經、脾經、胃經通過，細密地形成一個網絡，與內臟的各個器官相對應、相表裡，若按摩腿部的經絡，等於按摩所有的內臟。

中醫也鼓勵人要多走路、多爬山，這並非只是應了古早交通不便、車舟缺乏的說法，而是多走路除了可以強化各個經絡，使骨骼、肌肉健康外，也等於訓練腎臟功能，延緩老化，無論是記憶、聽力、眼力，都可以維持良好功能。因為腎臟是生命發育、生殖之源頭，腎臟衰弱便注定老化迅速。人老先老腳，如果發現自己「腳力」有問題，便是「老化」的徵兆。

「好腳力」可以透過「走路」來鍛鍊，但最好在年輕時就要有這樣的認知與決心。很多人問我：現在都已經老了，再走路有用嗎？我回答說：不怕慢，只怕站。

老年人不需要健步如飛，但最起碼的「行路」能力一定要具備，每天從二十分鐘開始，慢慢增加「養腳」的功夫。為了走路，就必須到戶外，到了戶外就會看見風景、曬到陽光、跟大自然接觸，這是一舉數得的事啊！

大自然驚人的能量

一般人覺得身體疲倦時，都會利用補眠、睡大覺來休息。但是心情煩悶、情緒低落、頭部沉重、腦子昏眩等這些情況的解除，卻只有依賴運動才能獲得恢復。這時若能利用清晨散步走山，就會立即得到洗滌的效果，心境清明而寧靜和平。這對於繁忙的工作者來說，不僅是獲得復原，更如充電般發揮驚人能量的作用。

我每天五點起床，助理開車來接我，我的散步路線是陽明山往六窟的山路。車子會停在佛樺靜舍前面，大約走十五分鐘的上坡路，在六窟溫泉區停留休息並泡溫泉，然後再走十五分鐘的路程到湖底路，最後才搭車返家。這就是我每天的晨間運動，回到家大約七點，洗澡、休息、進餐，接著就去基金會上班。我每天體力充沛，精神飽滿，這種充實、愉悅的生活，我相信都來自大自然所賜予的能量。

有時我也會繞去櫻花旅館的溫泉區，欣賞不同的山景與森林。但自從我的「健康會館」落成後，我的路線便延伸到會館，在會館的庭園做宇宙操、整理花草，每天看著東昇的太陽照進會館的門廊，這是退休後最讓我心曠神怡的享受。

走路要走一直線

「走路」並非閒散地亂走，尤其走上坡路，需要一點技巧，也就是我所強調的：「走路要走一直線」。不練習走一直線，無法發揮最大的效用。模特兒的訓練也是「走一直線」，這是為了表現儀態之美；除此之外，走一直線會使身體保持沉穩、挺立，散發出莊重、衿持的女性特徵。而我的「一直線」，除了美的訓練之外，更是為了達到強健體魄的功效。

正確的走路姿勢是：抬頭挺胸，大腿內側要用力，直到膝蓋後面的筋骨有疼的感覺才行。緊縮肛門，腰部與上半身都要放輕鬆，只用雙腳去跨步。雙手擺動，同樣地，手臂也要施力；擺動的幅度是前三後四、一手前一手後，不可同手同腳。利用擺動的雙手同時拍打大腿、臀部的肌肉。

在平地走路時，以腳跟先著地，刺激骨骼內骨芽細胞的滋長，可預防老人骨質疏鬆症。走上坡路時則與平地相反，要以腳尖先著地、墊一下，雙手擺動，讓全身自然產生節奏。這如同音樂的律動，自然會牽動雙腳與呼吸的配合，動作與吐納的調適合宜，走上坡路就如履平地般自在輕鬆了。

下坡路對膝蓋的承受比上山還沉重，所以要注意讓腳跟先著地，使身體維持在穩當的狀態，可減少體力消耗。高齡者最好有人陪伴，並使用枴杖幫助支撐與安全。

我走路時，習慣揹一個小小的背包，因為雙肩有一點重量的落點，可藉之將胸膛打開、頭部抬高，對走路的姿勢有矯正的附加價值。何況，背包不僅可帶隨身東西，也可以等於「救命包」，若遇到非常狀況時，可以即刻獲得解救。

正確的泡溫泉方式

泡溫泉算是我走路運動中的「逗點」。在日本居住的那些年，我偶爾會到溫泉區度假，算是給自己很奢侈的慰勞。回台灣後，我落籍在北投，為的正是期待生活在有溫泉的地方。當然，家中的溫泉池不如陽明山上的溫泉規模，所以，我還是常在走路途中，給自己一個美麗的邂逅。

1. 進入溫泉池之前，要先有尊重旁人的禮貌，因此，保持個人的衛生習慣是泡溫泉的先決條件，尤其是泡「大眾池」。

2. 先用溫泉沖沖腳，然後是小腿、大腿。無論洗澡或泡溫泉，都要記住，不可馬上從肩膀沖水，應該從肢端，也就是離心臟最遠端的腳尖開始，然後慢慢往身體軀幹部位沖水，如此心臟的負擔才不至於太過刺激，導致血壓迅速上升，發生危險。其順序是從末端往中心部位：腳、臀部、手臂、腹部、背部、胸部、頸部。

3. 用溫泉沖腳底，直到有酥麻的感覺，並完全適應溫泉的溫度為止。這時全身的血液循環已經順暢，就可以用冷水沖膝蓋，讓水的衝力和不同溫度加以刺激，以產生去蕪存菁的快感。

4. 待足部適應溫泉的溫度之後，接著沖身體，從頸部到腹部，然後再進入池中。

5. 在池中先站立五分鐘，讓溫泉浸到膝蓋部位，此時可以利用時間活動一下雙手與上半身。

6. 等身體適應了溫度，這才坐入池水中，讓溫泉泡到胸口，但以三分鐘為限。如果心臟感覺有壓力，請立即慢慢地站起來，休息一下，再進入池中。

7. 溫泉有浮力，可以讓身體自由地飄浮在水中，但時間不宜太長，大約五分鐘就足夠。這時，人會慢慢靜下來，雖然周遭可能人聲鼎沸，但你是聽不到的，好像有一層防護罩隔絕了一切雜音與雜念。此時，溫泉水揮發的熱能，可促進新陳代謝及幫助消除疲勞。

8. 泡溫泉不要貪圖一次就要泡很久，必須等到身心完全適應之後，才能享受到所謂的「溫泉文化」。所以次數很重要，在一次又一次的來去之間，學習溫泉文化，體會泡溫泉也是一種「境界」，如此才可能收受這大地的恩惠與獎賞。

9. 出池外，用清水沖洗身體，包上浴巾，仔細擦乾全身才穿上衣服，以免山風吹來受涼感冒了。

正確地泡一次溫泉，大概可以消耗二百卡路里的熱量。但剛洗完溫泉，很多人習慣立刻打開礦泉水牛飲，以補充流失的汗水。其實這是不對的，飲水無論何時何地，都要以小口為宜，尤其大量流汗之後更應淺啜，讓體內的器官先獲得休息與舒緩，才能吸收得宜；如果感覺很渴，可以漱口解渴。高齡者泡溫泉固然對健康有幫助，但入池之前應嚴守「三段式入浴法」（見二一二頁），才是安全保護自己的良方。

保健小妙方

養生座右銘

我從小跟著名書法大師曹秋圃先生習帖練字，記得老師曾經給我們一首「開笑散丹五言詩」抄寫，其詩句至今我都還記得：

一笑煩惱跑；二笑怒氣消；
三笑憾事了；四笑病魔逃；
五笑永不老；六笑樂逍遙；
時常開口笑；壽比老彭高。

我把它當作養生的座右銘，也如此鼓勵我的母親與孩子，現在，我把它獻給大家。早起、走路、泡溫泉，這些簡單的事誰都做得到，不是嗎？有心改變生活方式，打開胸懷，貫徹實踐，健康怎會離你遠去呢！

不可抗拒之重

很多患者來找我，在還沒有問診之前，我會先看他們的體型，因為體型已經大致說出身體的狀況。最明顯的是，我以目測便可知道多數人內在器官的困境：下垂。

然而，每當我說：「你的胃下垂了。」患者的反應都是不相信、很疑惑，有的人會問我怎麼辦？我回答：「要使用布巾綑綁，運用外力幫助它復原。」我的助理這時會拿出基金會所發行一些簡易健康方法的ＤＭ，請患者回家後利用自製的布巾，依照上面所述纏綁在腹部，以幫助胃下垂的復原。

內臟下垂怎麼辦？

當患者回來再就診時，都抱怨這個方法很麻煩，如廁時要解開布巾，完畢後又要馬上將布巾纏綁上。如果人在外面，根本沒有地方可以從容執行，於是漸漸地，大家都放棄了；有的人甚至表示現在有塑身衣商品，買來直接穿上很方便。

我聽了很納悶，一來，麻煩就放棄，表示對自己的身體還不夠「親愛」，直到哪一天釀成了大疾病，那時要付出的代價更高了，可是一般人卻不以為意。

二來，拿塑身衣來類比纏綁巾，真是荒唐！我知道塑身衣有上下連身，或者是上半身、腰部、褲子等分段式，但無論哪一種，都與纏綁巾是完全不同的東西。之所以要自己量身製作布巾，是為了因應身材尺寸需要裁量布巾的寬度與長度，使用起來才能發揮功能。而塑身衣褲的功能主要是強迫雕塑身材，讓身型看起來玲瓏有致，這是一種自我矇騙、陶醉的心理。何況，塑身衣穿久了，可能阻礙氣血的流通，造成很多毛病產生而不自知，只是為了虛榮的追求，並非智慧。

那麼，何以要那麼辛苦地纏綁布巾？有用嗎？有必要嗎？

很多人並不理解臟器下垂將會帶來怎樣的麻煩，認為多此一舉。現在，我就針對器官與內臟下垂的現象，提供我的見解。

無法抗拒的地心引力

由於地心引力的關係，「下垂」現象比比皆是，加上人類直立行走後，「器官下垂」便是人類所要付出的代價。特別是女性，要承受的下垂毛病往往比男人更多，如乳房下垂、臀部下垂等。這些部位是建構女性外在身形的曲線，一旦下垂，恐怕也會拉扯到重心、骨骼，而滋生健康的疑慮。此外，子宮下垂不僅影響受孕，也會壓迫到其他內臟的空間。

當人老化之後，肌肉張力不再，開始萎縮，很多女性會因此膀胱下垂，導致小便失禁。此外，當肌膚失去彈性，面容上的下垂更是女性的天敵，最明顯的如額頭出現皺紋、眼睛出現魚尾紋、眼瞼下垂使原來的臥蠶變成鬆垮垮的眼袋等。

然而，器官下垂並非老人的專利，我們所看到的不過是外在有所改變的狀況，至於內臟的下垂是眼睛看不見的，但很多病情的肇因可能就是器官下垂。如胃下垂的症狀，會使得進入胃內的食物無法充分磨碎，消化功能不彰，嚴重時甚至出現噁心、嘔吐，只要用餐後下腹部就會隆起，造成悶痛的壓迫感與便秘的痛苦。腎臟下垂可能引發腎水腫，若拉扯到腎臟的血管，則會因血路不通暢而缺血，最後造成疼痛。

大家平常或許沒有特別的感覺，但這些隱藏的惡因正慢慢吞噬著你的健康。

下垂現象大致都從更年期開始接二連三地浮現，俗語說「垂垂老矣」，實在形容得十分貼切。

更年期現象雖然在女性身上比較明顯，但男性也同樣會遇到更年期的障礙問題。由於荷爾蒙隨著年齡增加，分泌卻相對遞減；有的女性則因卵巢手術而提前停經，以致荷爾蒙缺乏，這時往往會出現失眠、脾氣暴躁、記憶力衰退等症狀。不僅生理器官下垂，事實上，還會間接導致其他方面快速「墜落」，如心理、情緒、腦力。

長壽村的發現

專家在針對日本長壽村進行調查與研究後，發現這些村民經常在榻榻米上跪地膝行。少站立，多做爬行運動，重溫老祖宗的生活方式，或許也是保健器官的良方。運動專家也提倡過倒立、倒掛，認為可以改善頭部血液迴圈，改變內臟壓力的方向，促成療效。但一般人在現代生活中很難實踐，何況這些方式若非專家在旁指導，有可能會造成其他傷害，那就得不償失了。

因此，我主張宇宙操中舉高手臂的動作，藉此打開橫隔膜和淋巴腺，使血液與氣流暢通到各個臟器，抒解疲勞；並在三餐之前平躺下來，休息十五分鐘至半個小時，使身體經常有機會緩解垂直壓力的緊張。這是我研究多年醫學所得到的結論與方法。

了解下垂是老化所帶來的自然現象後，如果年紀輕輕就有器官下垂的現象，即表示健康出問題的徵兆。延緩老化是我們對身體的責任與義務，我們可以學習掌握「預防勝於治療」的防治工作，如此一來，老了就不怕病來磨，期許自己可以做個「健康人」。

乳房下垂

隨著年齡的增長，體內津液產生變化，使乳腺及其結締組織萎縮，固定乳房的韌帶不再緊實，外表的皮膚逐漸鬆弛，加上地心引力，乳房下垂是必然的。

通常，穿合適的胸罩有助於乳房維持堅挺，但年紀畢竟是無法抵擋的現實，若乳房下垂並未造成健康障礙，順其自然是最佳的態度。若下垂妨礙到人體重心的前趨，應該選擇以舒適、合身、有輔助托高效能、保持身體挺立的胸罩便可。

乳房下垂有幾種原因：

1. 乳房過大，與身體不成比例，造成韌帶不堪負荷而下垂。
2. 生育過多或產後施打退奶針，造成子宮壁增厚，抑制乳房分泌乳汁而導致下垂。
3. 產後發生乳腺炎。

4. 年齡增長或切除子宮、卵巢手術，使內分泌和雌激素分泌失調導致萎縮下垂。

5. 急速瘦身或不當減肥，引起新陳代謝及女性荷爾蒙失調，導致乳房萎縮、老化、失去彈性而下垂。

從以上可以看出，先天與後天因素都會造成女性乳房下垂。平常注意營養均衡，保持良好的生活習慣，就能避免提早下垂的成因。

產婦的乳房下垂

懷孕期間由於荷爾蒙的影響，乳房內的脂肪及乳腺皆會增生，而使乳房明顯變大。但現代婦女因工作關係，產後都無法親自哺乳，這時體內的荷爾蒙改變、脂肪減少、乳腺萎縮，便會產生鬆垮的現象。

有哺乳的媽媽，往往會因乳腺被分泌的乳汁堵塞或不順暢，造成感染。平常應輕輕按摩，或以熱敷幫助疏通，讓嬰兒定時、有節奏地吸吮，更是最天然的乳房保養。

產婦的飲食應攝取高蛋白與富含膠原蛋白的食物，忌過鹹與過酸，以免容易疲勞，導致肌肉無力，促使鬆弛與下垂；蔬果與水分的補充也很重要。產後運動仍推薦可豐胸、擴展肌力、強化背部的「防癌宇宙操」，每天早晚做十五分鐘就足夠了。

胃下垂

胃下垂指的是胃在腔內位置下移，常見於體型瘦長者、多產婦女。胃下垂是誘發胃腸障礙和胃炎的主因，其症狀是：進入胃內的食物不能充分攪拌磨碎，消化功能下降，呈消化不良狀態。同時，食物不能順利進入十二指腸，致使食物在胃內長時間滯留，出現胃中脹滿、噯氣現象，嚴重時會出現噁心、嘔吐、飯後下腹部隆起，有壓迫感及便秘等症狀，有時亦會出現站立性昏眩、低血壓、心悸、無力。

胃下垂患者站立時，上腹部凹陷、下腹部突起，懸掛臟器的韌帶會拉長，使得腹部變形。嚴重者搬運提拿物品時，腹部會出現疼痛。所以，我都建議有胃下垂的人不可提重物，以減少張力加重拉扯。

胃下垂的患者應以少量多餐的方式來降低胃部的負擔，有些患者以為晚餐過後立刻躺在床上，可幫助下垂復原，於是認為可以多吃一點，以彌補白天的限制。但是，由於胃下垂患者都有消化不良的症狀，讓食物積存胃部反而造成腹部的壓力，使胸悶不適。中醫有說：「胃不和則臥不安」，若消化有問題，將會影響睡眠品質，因此，晚餐更應維持少量。若有長期性的脹痛、噯氣等現象，最好儘速尋求醫師診治。

保健
小妙方

胃下垂的飲食宜忌

●少量多餐：胃下垂使患者的胃壁肌肉張力受到影響，蠕動緩慢，雖然有食欲，但若一次進食過多、太快，食物會囤積在胃中，不易消化，久而久之就會產生食欲不振、噁心、嘔吐等不適的症狀。

●溫和飲食：凡刺激性食物，如辣椒、胡椒；酸性食物如鳳梨、橘柑類；產氣性食物如地瓜、南瓜、洋蔥、豆類；粗纖維含量較高的蔬菜、碳酸飲料及濃茶等，皆應儘量減少，以免造成胃部不適。胃下垂患者常會伴隨便秘，應多攝取富含纖維質的食物，以及足量的水分。主食方面，可選擇未經輾製的五穀類，避免精緻食物。決明子煮水加入蜂蜜，可促進腸道蠕動，幫助排便。

●烹調方式：避免高油脂難消化的食物，儘量以質地柔軟為主。年糕、飯糰、湯圓等糯米製品宜忌口；烹調方式利用蒸、燉、剁碎方式。應戒菸、減少酒精或產氣飲料，適時飲用少量的淡茶，可減緩胃下垂的症狀。避免飯後立即運動、久站或快步走。

●情緒療癒：除調整日常飲食生活習慣外，情緒管理也是自我修行的課題。胃是人的第二個腦，保持愉快的心情及適當的紓解壓力，都是自我療癒的方法。

子宮下垂

女性發生子宮下垂多半來自分娩時的產傷，或因肌肉、筋膜、韌帶的張力降低，有的則是產後過早從事大量的勞動工作。其他如長期便秘增加腹壓、久咳不治、年老體衰等因素，也會導致子宮下垂。

子宮下垂會帶來倦怠、腰痠、頻尿、小便失禁、白帶增多的困擾，使生活品質下降。症狀輕微時，下腹有沉重的墜落感，如果下垂到某個程度，不僅會造成性行為不適，更會影響到子宮前後的膀胱與直腸，導致同時有膀胱下垂和直腸脫垂的現象，影響所及包括頻尿、膀胱發炎，大便常常解不乾淨而感覺還有便意。因此，若有子宮下垂，要儘快就醫診療，千萬不要拖延，影響了其他臟器的健康。

預防子宮下垂的保健方法

由於子宮脫垂會使生活帶來很多困擾，因此一般的常識與日常保健很重要，女性不可不知：

- 為了補足生產時所消耗的體力與養分，必須好好坐足月子，不可輕視。
- 產後避免過早下床活動，除注意營養均衡外，應少吃寒性食物，如白蘿蔔、白菜、西瓜等。
- 提重物或腹部使力的抬舉動作、跑步、跳躍等運動，一定要杜絕。
- 拒絕辛辣食物，以免加重胃部與肝臟的負擔。
- 不可長期站立或下蹲、閉氣等增加腹壓的動作。
- 保持大小便的通暢。
- 矯正慢性咳嗽、氣管炎、肥胖，有腹瀉疾病要儘快治癒。

腎下垂

人體的腎臟原本是被脂肪結締組織固定在後腹腔上方，但是如果身材太過纖瘦的人，缺乏脂肪的包護，久站時腎臟就會被地心引力下拉移位，接著壓迫到腎盂和輸尿管系統的空間，將使得腎臟水腫；萬一拉扯到腎臟血管，又會因為缺血而疼痛。

現代生活因營養過剩，肥胖問題成為大家注目的焦點，脂肪更是人人害怕的東西。但過於纖瘦其實也有健康風險，腎臟下垂即是脂肪過少的瘦子所會面臨的宿命。輕微的腎下垂，只要想辦法讓自己吃胖一點，多臥床休息，症狀就能改善。萬一還是疼痛，就要趕快就醫診治。

腎臟位於後腹腔，四周有一層脂肪組織包圍保護著。這些脂肪組織就像海綿、彈簧般，能減少腎臟受傷，若脂肪組織少、腎臟沒有依靠保護，會隨著身體姿勢而游離移動，最後便會發生下垂現象。

腎下垂並無任何預警，絕大多數腎下垂的患者發病時都沒有明顯的症狀，少數出現有腰痠，但躺平時症狀會暫時消失。因此，若久站、久坐、提重物時有腰痠、重垂的症狀，躺著時症狀則馬上消失，通常可作為判斷腎下垂的依據。最好不要延遲，趕快去看醫師求診，否則引起併發症如結石、水腫、尿路感染等，小毛病就會變成大麻煩了。

腎下垂本身若是無症狀、無併發症者，通常不需治療，只要病人將自己養胖一些，增加一點腹部脂肪，即可托住腎臟。加上平時注意少站、少坐和少提重物，都可以緩解症狀；三餐應增加營養、鍛鍊腹肌，用腰帶托起腎臟。

膀胱下垂

如同前述，腎臟下垂可能壓迫到膀胱，導致膀胱也跟著下垂。膀胱下垂最主要的症狀是尿失禁，除此，尿失禁也常見於產後婦女。

正常情況下，女性強韌的骨盆腔底肌肉會將膀胱托在骨盆腔內，即使腹壓增加，也不會讓膀胱往下滑落，增加的腹壓可同時傳導到膀胱與尿道，使尿道閉鎖免於尿失禁。但女性在生產過程中會將骨盆腔底肌肉放鬆，一旦腹壓增加，將膀胱擠壓滑落出骨盆腔，壓力無法傳到尿道，尿道閉不住，就會產生尿失禁。

生產除了使膀胱下垂之外，也會使尿道括約肌拉傷無力，發生尿道下垂的現象，進而導致尿失禁更為嚴重。

當然，年紀的老化也會促使膀胱、尿道因鬆弛而下垂。種種因素與以上這些層層互為因果的關連，都在提醒我們要重視預防醫學，養成良好的生活習慣，擁有健康的底子，以使這些「下垂」的自然現象減到最低。

臀部下垂

臀部呈現骨盆的大小與形狀，古代媒人婆看女孩子的臀部，即知生產力旺盛與否。不僅如此，臀部是下半身身材的隱形龍頭，臀部若豐挺、結實，自然會彰顯出腰部的纖細線條；腰部的線條則牽動腿部的視覺效果，臀部形狀優美，身材的曲線自然顯出窈窕。因此，臀部與腰、腿是連成一體的，臀部是挺立還是下垂，影響了身體美學的大局。

久坐、不運動的人，多餘的脂肪會慢慢累積在下半身，如果下半身比例失去平衡，臃腫難看的視覺感就會使人感到很沮喪。身材變了樣，主要來自鬆垮、失去彈性的臀部下垂。

脂肪堆積是臀部的殺手，要讓臀部結實，避免鬆弛下垂，原則就是拒絕肥胖，改變飲食習慣，減少高油脂食物。高油脂食物不只會因為熱量高導致肥胖，還會造成血液酸化，讓人容易疲勞，而且多餘的脂肪還會囤積在下半身，造成臀部下垂。

從三餐飲食著手，攝取均衡的營養，拒絕不良的重口味誘因，養成運動習慣，每天清晨散步走路、做「防癌宇宙操」，就能保持身材的健美。

眼皮下垂

年紀大了之後，眼皮下垂會使得眼睛看起來變小，或者眼睛下面出現眼袋，看起來很蒼老。這些「看起來」的感覺，不只是個人的心理作祟，也是視覺上無奈的風景。外貌的改變並不是一日造成，而是日積月累，如果能及早預防，就可趁早利用一些運動來延緩這無可抗拒的自然現象。

五官中最顯出老態的除了眼皮下垂之外，還有法令紋的加深、嘴角下垂，以及皮膚鬆弛下垂。這些都可運用平時的按摩使皮膚保持彈性，讓五官依然明亮有神，並撫平皺紋，增強肌力。最重要的是三餐的進食法則與食物的營養，維持生理和心理的均衡，只有健康，人才有可能保持活力與健美（請參考《熟齡健康自己來》書中的按摩方式）。

喪失活力，情緒低落

我們的身體除了老化不敵地心引力而導致器官下垂外，心理層面的情緒也會產生低落。情緒是否低落，無法用科學儀器判讀，只有自己會知道、感受到，但周邊的工作夥伴或親友也可從當事人的行為表現看出端倪。

一般人通稱的「情緒低落」，是老年人很容易表現的疾病，可是過去大家並不會用「疾病」來定義。隨著高齡社會的來臨，老年人的行為模式開始受到重視，於是有所謂的「老年憂鬱症」名稱。

在醫學上的統計資料，老年憂鬱症的高峰好發於五十五至六十五歲，其中女性罹患憂鬱症的機會比男性高，原因在於社會對女性形象和角色的嚴格要求，使得女性經常處於無法達到完美的焦慮中，加上更年期荷爾蒙分泌失調，導致症狀頻繁出現。

老年憂鬱症以情緒低落為主，接著會連帶出現動作遲緩、思緒低落的現象。患者最常顯現的是憂愁、焦慮、煩躁、眼神絕望，甚至無來由地哭泣、流淚。家屬或許會認為這是老人如孩童心情不定，是在撒嬌作態、無理取鬧，只為了引人注意罷了。可是，千萬不能這樣斷定就不理不睬，因為消極和不安若得不到抒解與撫慰，將會引起厭世的想法，如果當事人本身有罹患疾病，對於病情更是不利。

女性面對的衝擊

有的老人會因自閉關在房間裡不與人接觸，日常生活能力如飲食、洗澡、穿衣、上廁所等，都要別人提醒或協助才能完成。明顯症狀有活力喪失，食欲消退、體重減輕、不言不語、感覺遲鈍、動作變緩慢等，有的老年人則會出現全身疼痛、幻聽、妄想等，這些現象都是隨著情緒低落而來的。

兒女長大後，女性面臨最大的衝擊就是「空巢期」，尤其是家庭主婦。退休年齡一到，離開職場，走下舞台，遠離社會脈動，有很多人無法面對這一連串的失落，讓曾經是社會中堅分子的上班族感覺自我崩潰，價值感消失。此時，若沒有家人的支持與愛的鼓勵，往往便陷入情緒低潮的漩渦走不出來，因而影響到內分泌及免疫力的正常運作。若疾病趁隙攻擊，人就會開始生病。

一如骨本要趁年輕時儲存，退休後的人生同樣要在年輕時做好準備，也就是在個性上要保持樂觀，多參與公益活動，結交志同道合的朋友，培養閱讀書寫的能力，養成愛好興趣、學習寬容與豁達、輕鬆與自在，並且建構一個「夢想」，待退休後去完成。

現代的孝順學

我年輕時即喪父、喪夫，唯一陪伴我的長者就是母親。我母親在八十五歲時無疾過世，可以說是含笑而終，這使我感到很欣慰，沒有遺憾。母親的長壽或許是遺傳基因，但我相信其中最大原因應是得力於正確的健康管理。

很多人都稱讚我，說我是個「孝女」，其實世界上孝順的子女非常多，但「愚孝」而不自知的更多。我有奉養高齡母親的經驗，深知高齡者自我健康管理的重要性。傳統孝道認為要讓父母吃得好、睡得好、多休息、少勞動、安享天年，才算是孝。然而，新的營養觀念卻認為高齡者應該要吃半飽、不偏食，再加上適當的運動和工作，才真正合乎養生的原則。

以下就是我的見解與良方，提供大家作為「現代孝子」的參考。

高齡長者最怕的就是失智症，也就是我們常說的「老年癡呆症」。我在日本居住時，每天早晨都固定會到明治神宮的森林裡去做運動，當時一位一同散步的友人鮫島夫人就曾提起，她有許多朋友在退休後不久就得了老人癡呆症。當時鮫島夫人的先生剛好退休，所以她心中不免有同樣的恐懼，藉機向我請教預防的方法。

我告訴她洗筷子是個很好的辦法，當兩手將幾根筷子合起來用力搓洗時，兩腳自然會用力站住，加上耳朵聽到潺潺的水聲，能刺激大腦的活動。但鮫島先生是貴族出身，從來不進廚房，所以她根本不敢要求先生洗筷子。

我於是自告奮勇替她轉告，沒想到她先生竟然很高興地接受我的建議，後來還真的洗出了樂趣來。接著，我逐漸加重他的工作：洗碗、擦桌子。因為碗有緣、有座，清洗時會刺激手指的末梢神經；擦桌子也可刺激手足末端的運動，對預防老年癡呆很有幫助。再來，我要他晚上吃蒸粥，煮法是將米洗乾淨，白蘿蔔連皮研磨成汁，以每公斤體重搭配一公克白蘿蔔汁為配方，與生米加水蓋起來燉煮，水滾之後以慢火熬一小時即可食用。

鮫島先生雖然每天都會散步，但是走路姿勢不正確，反而有害身體健康。我教他正確的走路姿勢，步行時要走一直線，抬頭挺胸，提肛收下腹，大腿內側用力，手的擺動前三後四。

如此，經過幾年之後，他原先脹氣、便秘、腰痠背痛的毛病都告痊癒，當然更不會有老年癡呆症。

滿足被需要的心理

我很鼓勵高齡者做些簡單的家事，隨時保持「動」的機會，藉以調和身心機能。我母親一直到過世之前，每天都親自炒菜、洗碗筷，七十五歲時還跑到美國為外孫女坐月子。當高齡者為子女服務時，會有「被需要」的感覺，生存的力量因此更旺盛、更豐沛，自然更加長壽。

老人家自己動手洗碗筷、洗衣服，並不代表子女不孝，反之，如果因為營養過剩、缺乏運動，而讓高血壓、心臟病、老人癡呆等慢性疾病侵蝕健康，才是年長者真正的不幸。高齡者尤其不應養成飯後午睡的習慣，應該改為飯前休息，才能避免罹患老年癡呆症的危險。

時代不斷在變，敬老的觀念也應該與時俱進，唯有加入新知識、新思維所形成的新倫理，才能真正有助於家庭和諧與社會進步。

含笑而歸的境界

當然，「年老」不僅象徵面臨老化、病痛與死亡的威脅，無可避免地也會遭遇人際關係的疏離或中斷。但這些都是生命的常規與步驟，只要及早做好人生規劃，才能處之泰然、了無罣礙地接受這自然的定律。

我一直很努力推動「含笑而歸」的境界，呼籲家人以共同的力量促成這幸福的時刻。當年我學成行醫時，隨即將母親接到日本一起生活，我到哪裡都帶著她，無論上班看診、田野調查、出席會議、演講受訪、友人約會、度假遊玩、逛街購物、出國旅遊等，我都緊緊把母親相繫一起。日本相關人士都知道一旦邀請我，座位要保留兩個的規則。我們如影隨形，母親樂得享受女兒的風光與成就，我則以母為榮，感受有母親陪伴的快樂與驕傲。

母親晚年有很長一段時間在日本度過，我利用出國會議的機會，也帶她到各國開開眼界。後來我們回到台灣，全家四代子孫隨侍在旁，每天都很熱鬧，親情的甜蜜、歡樂，填補了老年人一日短少一日的時光。三餐料理都是由我親自烹調，我知道她的口味、食量，也了解她的健康狀況，甚至她的喜怒哀樂種種情緒，我和家人都能無微不至地照料。當她離開人世時，感謝她了無牽掛，輕鬆地「含笑而歸」，使我得以沒有罣礙地完成我的理念。

現代老人獨居的現象愈來愈普遍，這是社會型態所造成的，無可厚非。但家庭子女應定期前往探望，經常陪伴長者談心說話，以緩和他們的寂寞與孤獨。如果可能，最好與長輩一起生活，就近照顧，親情的安慰可以穩定老年人的不安全感，擺脫精神上的創傷與不良情緒，這對於健康是最大的療效。若已經出現憂鬱傾向，則要及早診斷治療。

莊博士的叮嚀

老人的救命袋

最近因為日本三一一大地震引起的海嘯災難，媒體呼籲同處地震帶的台灣人每個人要在家中準備一個「救命背包」，以因應突然來襲的災禍。「救命背包」的意義深遠，不可小看它的功能。

「救命背包」使我想起早在半世紀之前我就一直在推行的「救命包」。當時，我在日本行醫，曾經為兩位人瑞——金婆婆、銀婆婆檢查身體，回到台灣後，也參與重陽敬老活動，與多位百歲人瑞有過相處的經驗。這些紀錄資料，都是我推廣老人保健運動時的重要參考。

其中高齡一一六歲的宋金娘，她是當年台灣最高齡的人瑞，卻在一年冬天傳出陳屍於住處附近田野間的消息，使我十分震驚。我曾經幫這位人瑞剪過指甲、把過脈，並檢查她的大便與便後的肛門。當時她的肛門很乾淨，表示她的飲食方式、消化系統都是滿分的。可是才事隔一年，竟會突然去世，必然事有蹊蹺。我發現最有可能的致命原因是寒冷、飢餓，尤其在戶外，呼喊無人來救援。這個事件因而讓我開始提倡為老年人製作「救命袋」。

因應老年人的負荷，「救命袋」必須輕巧、實用。子女可以買柔軟的棉布，採長寬各約十五公分縫製成袋狀，裡面可裝餅乾、冰糖、白蘭地酒、酸梅、壓舌板和固齒器。高齡者在出門時，將「救命袋」繫於腰間，以備隨時救急之用。救命袋上還要附有名牌，清楚寫著當事人的姓名、血型、地址、聯絡電話、醫院、醫生及病歷等詳細資料。

老年人最耐不住飢餓，受餓時很容易出現心臟衰竭的現象，因此，不僅子女要明白其中嚴重性，也要教導高齡者出外途中只要感覺肚子餓，就要馬上取出袋中的餅乾食用，或含幾粒冰糖、喝一口白蘭地。糖、酒可以產生立即性的補充效果，舒緩飢餓，讓身體得到能量。

如果高齡者因不明狀況而昏倒，隨身「救命袋」裡的東西也可經由他人協助以獲得急救。例如臉色蒼白時，可以餵以冰糖；臉紅時，用鹽拭其牙床或用醋或薄荷油等擦拭人中、耳朵四周，並按摩手指刺激末梢神經。

記得有一次在搭乘日本新幹線，剛好同車廂的一個老太婆突然陷入昏迷，我便使用我的「救命袋」挽救了危機。事後，日本鐵道公司還特別頒發了一紙感謝狀給我，「救命袋」也因而獲得了大力的推廣。

當然，讓高齡者獨自外出很危險，如果沒有人陪伴，最好請他們留在家中。但在家中並不代表十足安全，如走路絆倒、飲水嗆到、食物哽住、昏眩跌跤，或是衣薄失溫、過飽與受餓等，一樣會有意料不到的突發事件。所以「救命袋」不只是出外攜帶，在家依然要隨身備用。

台灣高齡社會已經來臨，家家戶戶都會面臨家有老父母的情況，孝順的子女應該親手為他們縫製「救命袋」，以聊表親子之情與貼心之意。

高齡社會的來臨

隨著醫學發達，人類壽命延長，加上少子化的現代觀念，台灣已經進入了高齡社會，過去三代同堂的家庭型態早已不見。在自我意識抬頭的今天，即使兩代同堂也很稀有，孤單老人將會愈來愈多，被棄養的銀髮族時有所聞。

因此，我在十多年前就大聲呼籲「自我健康管理」的重要，尤其是剛剛跨過中年門檻的人，更要掌握這個好機會，改變飲食方式，學習良好的生活習慣，實踐走路與做操的運動。如此，一旦將來年老，不靠別人的服侍，也能健康享受「夕陽無限好」的生活。

早年因為照顧母親的關係，我學習到與年長者生活的經驗，認識了年長者的生理與心理需求。我曾經出版《阿娘》一書，就是整合了兩代相處食衣住行育樂的點滴，期望大家以同理心深入體會年長者的種種表現，了解如何陪伴與對待老人的方式。

致命的骨傷

時過境遷，我現在也是九十多歲的老人，雖有兒孫輩隨侍在旁，但我大部分的時間偏好獨處。研究工作和進修思考於我幾十年如一日，從未間斷，生活起居的節奏，如外出散步、做操、三餐料理、看書寫字等，處理起來也都順手而簡易。只有在六年前，因一次搭公車出了小車禍摔倒在地，使尾椎受了傷。

俗語說：骨傷至少要百日才能復原。可是事實豈止如此，這個意外不僅讓我三個多月無法行動，甚至有兩、三年的時間都吃足了苦頭。我這也才深深體會老人如果在年輕時「骨本」儲存得不夠，一次「骨傷」很可能就會致命。

諷刺的是，骨本不足會容易跌倒造成骨傷，如此因果循環，非常辛苦。我的意外並非骨本問題，而是公車司機蠻橫過失，乘客尚未完全下車就關門，使我雙腳來不及站穩而屁股著地，尾椎瞬間承受過大壓力而嚴重骨裂。

在住院醫療了一陣子後回家休養，但受傷的部位壓迫到神經，前所未有的疼痛困擾我很久。可是，即使是這樣的情況，我依然堅持以枴杖輔助，每日清晨外出散步。走路運動使我的腿部肌肉堅實有力，在大自然中漫步，全身筋骨活絡，迎接溫和的晨曦陽光，這就是骨本的來源。我想，我若沒有這大半輩子的累積儲存，像這樣遭受意外，如何能度過難關？

老年人無論外出或居家的安全，最怕的就是摔跤，可見摔跤影響所及便是「老骨頭」的受傷。可是，若骨本不夠，即使生活中都做好萬全的防範，仍會發生不幸，因為骨本會隨著老化而流失，愈高齡愈可能罹患骨質疏鬆症。

依據醫學統計，有百分之二十的老人會因跌倒併發症而死亡。這個數字看起來令人很震驚，但確實如此，也許只是小小的一次跌跤，可是骨折了便無法活動，久而久之失去動力與活力，最後臥床不起，因為這時候，脆弱的病人將無力抵抗併發症的大舉威脅。所以，子女要經常叮嚀父母，鼓勵養成「預防骨折」與「鍛鍊骨骼」的生活習慣，提醒儲存骨本的必要；作父母的更應該了解「儲存骨本」勝過「儲存棺材本」，因為骨本是長壽的首要條件。

保健小妙方

居家環境守則

跌倒那段時間，我的住家正好在裝潢，孩子便交代設計師一定要設計無障礙的地板，並在房間、浴室的牆壁四周佐以輔助支撐的扶手。

為了防範老人在家中發生意外，居住環境要注意以下幾個基本要素：

- 消除落差：廚房、廁所、浴室與房間，最好不要裝設門檻，走道的尺寸規格也必須放寬，才能方便將來輪椅進出。
- 勿鋪設單塊地毯：地毯若會移動，常會造成絆倒的危險。
- 加設扶手：在走廊、樓梯、廁所、浴室、玄關等處加裝扶手。
- 安全樓梯：階梯不可太陡，要加強止滑條，且有連續的扶手。
- 充分照明：居家各個角落要裝設二十四小時不間斷的明亮燈光，尤其是樓梯、浴室等處。
- 易操作的設備：門把、窗鎖、水龍頭等用具，操作要儘量簡易。
- 保暖的室內環境：注重冬天保暖設施，特別是在臥室、廁所、浴室內。

儲存骨本勝過棺材本

目前，骨質疏鬆症已經是世界性的流行疾病，世界衛生組織甚至明訂每年的十月二十日為「世界骨鬆日」，就是要提醒大家骨本的重要。

骨頭裡骨質的成長過程會隨著年齡增加，三十到三十五歲時達到高峰，之後就會逐漸流失。這時期正好就是青春分水嶺的「中年」，人到了中年之後，便是老化的開始，鈣質從骨骼組織中一點一滴流失，使得骨骼變得疏鬆、脆弱。如果坐視不管，不予加強儲存保養，便如同已經腐朽的建築體，只要來一場地震，便可能倒塌。骨質流失的結果，將使得原本細密的骨骼孔隙變大而疏鬆，強度減弱而易發生骨折，這就是一般人稱的「骨質疏鬆症」。

想知道自己是否患有骨質疏鬆症，固然可以到醫院去做檢測，但很多老人若沒有這方面的常識或醫療資訊，根本不會主動就診。雖然健保局有提供五十歲以上每兩年免費做一次檢驗，但醫師卻表示必須已經被證明是骨質疏鬆症患者，才可能如此優惠，否則首次的檢測必須自費。

除了利用高科技儀器檢測骨密度之外，平常的自我健康管理就必須依賴「提高警覺」來判斷，如身高變矮、長期腰痠背痛、駝背、行走（尤其爬高）困難、無法單腳獨立、沒有力氣等，這些都是骨質疏鬆造成的現象。早期患者並不會感到特別不適，但若已經出現症狀，就是催促儘快就醫的警訊，不可再拖延，否則可能為時已晚。

已出現症狀者，容易跌倒造成骨折，較常發生的骨折主要在脊椎骨、股骨及腕骨等部位。骨折所引起的高死亡率及醫療照護的消耗，對家屬及社會來說都是一個重大的威脅。

更年期後的婦女由於雌激素缺乏，骨質流失加速，是導致骨質疏鬆症的主要病因。其他如缺乏運動、鈣質不足、體重過輕、菸酒及咖啡攝食過多等，都是影響骨骼健康的因素。

一口好牙齒的重要

骨骼健康不只影響四肢、軀幹，還與牙齒有關。以前人說：「女人生孩子，生一個掉一顆牙。」這表示在懷孕期中，胎兒會從母體吸取鈣質成長。婦女生產對於鈣的流失，最明顯的就是牙齒。

牙齒健康與否，有人說是遺傳，不論如何，若骨本充分，牙齒當然就硬朗。牙齒好才能咀嚼，能咀嚼，才能牽動旺盛的食欲。食欲是營養的來源，對老年人來說很重要。我的母親高齡八十歲，還能輕鬆地吃花生米、嗑瓜子，她最愛聽咬花生的聲音，孫子們常會以比賽剝花生殼來逗她開心。

我鼓勵老年人家要常「咬」食物，因為用力咀嚼可以刺激唾液腺的分泌，牙齒咬食物所發出的聲音，會吸引耳朵去聽，耳朵聽，腦會動，就不會退化了。所以，通常牙齒好，咀嚼沒問題，可以咬硬食物的高齡者，身體和大腦都比較健康。

咀嚼的方法正確與否也相當重要，吃飯時儘可能少說話，因為一說話空氣跑進腹中，會影響消化又造成脹氣。因此古人說：「食不語」，我則再加上：「勤咀嚼」，這樣才是保健養生之道。

找出厭食原因

一定有很多讀者會反應，家中高齡父母食欲差，煮什麼都不愛吃，十分難伺候，很困擾。老年人的食欲一般會受到藥物、疾病、營養狀態和環境因素的影響，疾病影響食欲的例子很多，中風病患可能因為吞嚥困難，進食有無力感，享受不到進食的快樂；正在做化療的患者會因為藥物引起的食欲減退、味覺改變或口腔疼痛而對食物產生不安，開始抗拒；很多治療慢性病的藥物也都會引起食欲改變、噁心或嘔吐。

其他如失智老人，可能會因為根本無法辨識食物，或張口困難，常被人誤認為是厭食。帕金森氏症的老人因為肢體僵硬，干擾進食，吃飯速度緩慢，吃一餐飯要花很多時間，擔心家人會不耐煩，加上雙手顫抖或不協調，常會使食物潑倒，因此對進食產生恐懼而乾脆拒絕。

身為子女的，需要耐心關照，細心分辨老年人究竟是「缺乏食欲」，還是「進食困難」。如果是吞嚥問題，就要改以緩慢速度、調整食物質地來配合，例如多使用食物調理機，將硬的、塊狀的食物打碎煮成肉糜、魚湯、蔬菜泥、水果泥。但也要注意流質食物的進食控制，避免吃太快容易嗆到。如果是食欲低落，可以改善用餐環境，製造美好氣氛，以促進食欲的提升。

我在陪伴母親的那些年，很努力地烹調適合高齡母親的食物，但任性的她對少油、少鹽、少糖的餐食常會鬧脾氣拒吃。我於是買來漂亮的餐具花心思做擺盤，以溫度、色澤、形狀、味道的調整規劃，甚至在餐桌鋪上美麗的桌巾、在桌上擺好餐巾，點上燭光，打造用餐氣氛。

有時，我們也會改以中餐西吃的方式，利用刀叉、杯盤的富麗堂皇，使母親好像在五星級飯店餐廳用餐一樣。如此，她慢慢感受到子女的用心，美的愉悅刺激了她的食欲，便不知不覺便開懷地接納了，並教導陪伴的孫子們，強調這樣的食物才是有益健康。

高齡者常會出現胃的蠕動減緩、消化變差、進食的體力降低，或脹氣、便秘等，這些都要靠子女耐心關照，找出原因，並一一對症協助解決。如果沒什麼大毛病，但就是吃不下東西，子女要聯想老人家是否在精神方面有心情沉悶等情緒問題。如果是這樣，就要多招呼、多陪伴、多聊天，以抒解老年人的心理壓力；若是單純牙痛造成口腔不適的厭食，就得找牙醫診治。

儲存骨質從年幼開始

骨質疏鬆的預防只要謹記四個觀念，這四個觀念都必須在年輕時就要實踐，因此，這也是身為父母的義務與責任，在孩子年幼骨骼發育期就要耳提面命，教導正確的自我健康管理。

1. 儲存「鈣的骨本」：從三餐飲食中加強鈣與維生素D的攝取。
2. 充足的日光浴：維持每天的戶外運動，多曬太陽。
3. 維持運動習慣：爬山、走路、做操等運動可訓練肌力，降低年老時跌倒的機率。
4. 良好生活習慣：養成早起早睡的好習慣，拒絕菸酒，不過度喝濃茶與咖啡。

經過這幾年，我的骨傷已經痊癒，但感同身受。我知道很多高齡者沒有快樂的晚年，都是受到骨質疏鬆症的折磨，這個遺憾希望為人子女者一定要注意。在此，我更呼籲年輕人要時時刻刻保健骨骼，維護骨本；照顧父母，同時也要照顧自己。

保健小妙方

清除體內廢物

依生理機能正常與否，人可分為健康人、半健康人和病人三種。不健康的成因雖然錯綜複雜，長期吃錯食物、喝水過量、運動不足，也都會導致體內堆積廢物。

一般人以為體內廢物只是大小便，事實上還包括腸胃內阻塞的脹氣，女性生理期沒有排乾淨的經血或惡露，呼吸道的痰液、身體的水腫，贅肉、贅油、血液中血糖、血脂、尿酸偏高，皮膚上黃褐斑、老人斑、黑痣、息肉、脂肪瘤、肉瘤和惡性腫瘤等。

體內所以會有廢物囤積，是新陳代謝力差，加上長期不正確的飲食生活習慣所造成，單靠藥物不可能完全治癒，必須從飲食、運動和休息三大方面著手改善。

飲食方面要注意吃對食物及喝水適量，在營養均衡的前提下，早餐吃得好，中餐吃得飽，晚餐吃得少，不吃消夜。喝水適量是依照個人的身體需求，充分、足夠，且飲水時要以「小杯慢飲」，不可牛飲猛灌。

一般而言，健康成年人每天總需要水量為每公斤體重三十到五十西西，其中實際需要補充的液態水分（喝水量）為每公斤體重十五到二十五西西。夏天和運動後流汗多或感冒發燒時，需酌量增加喝水量，使一天的總排尿量不低於一千西西、排尿次數不少於五次為宜。

運動方面，每天持續適度的運動，可使消化系統循環正常，並產生良好的新陳代謝效果。若能在早餐前接觸大自然，做防癌宇宙操與走路散步，則效果更佳。

休息方面除了早睡早起、充足睡眠外，還必須做到飯前休息專心用餐，睡前做消除疲勞按摩，確實做到「今天的疲勞今天消除」。

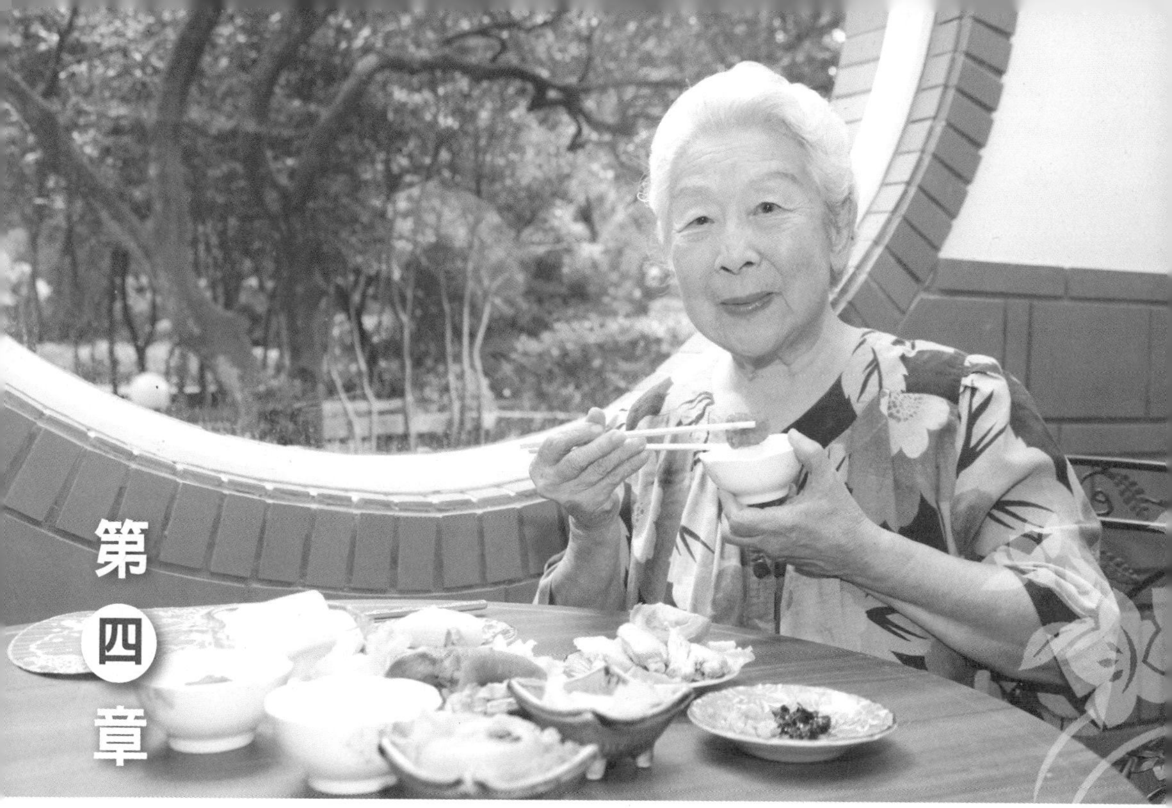

第四章

健康管理與食療

女性的幸福必須靠自己維護，尤其是經期的調養，
不慎者將可能引發包含癌症在內的許多慢性病，不能不在意。
而疾病與飲食互為因果，依照體質與體型調配飲食，
讓每日三餐成為打造健康的最佳機會，
帶領生活逐漸遠離疾病的威脅。

女性經期調養與防癌守則

女性要改善體質和體型，有三次最好的機會：初經、產後、更年期；至於次要的機會，則是每個月一次的經期。這些無不是改善體質最好的時期，可預防包含癌症在內的慢性病發生。但若疏忽，將為爾後的健康帶來惡劣的影響，因此要特別注意。

月經期的照護

我曾千叮嚀萬囑咐，女性月經來時不可以洗頭髮。罹患子宮相關疾病而大量出血者，若使用止血劑或其他止血治療都無法發揮效用，可以做一個實驗：將頭部浸在冷水中，將使得子宮收縮而停止出血。

從這臨床事實即可印證，月經期間洗頭會使頭部受涼，導致子宮收縮而無法排出應該排出的經血。經血阻塞變成血塊，留滯在體內，於是引起經痛、子宮筋腫、腫瘤、乳腺腫、易患感冒以及其他各種症狀，一一累積，就有引發癌症的危機。

我也強調女性經期一定要杜絕喝冷飲，腰部不可受涼，也不要過度疲勞；提拿重物走路、長時間的站立都要避免，甚至情緒要保持穩定。因為以上任何一種狀況都會使荷爾蒙分泌及新陳代謝產生異常，影響身體的運作平衡。

其他如人工流產和墮胎，本是扭曲不自然的現象，使身體遭受難以彌補的創傷，日後轉成癌症的比例相對會增高。

莊博士的叮嚀

癌症病患及其家中其他女性，若有腫瘤、子宮筋腫、乳腺腫、疣、雀斑急速增加等症狀者，請參考下頁「經期自我健康管理表」及「其他症狀檢視表」，自我核對檢視身體現象，並先打勾做記號，等月經過後，逐一將事態詳做紀錄。這些資料都是就醫時提供醫師診斷的參考，同時也可藉由自我健康管理掌握、了解身體狀況。

經期自我健康管理表

症狀	月經前	月經中	月經後
乳房發脹			
心情焦慮			
便秘			
腹瀉			
噁心			
胃不舒服			
沒有食欲			
頭痛			
不能睡覺			
難以入睡			
頭重			
早上爬不起來			
時常睏倦			
頭昏眼花			
貧血			
腰痛			
腰不舒服			
腰覺得冷			
下腹發脹			
月經痛			
有血塊			
背脊不舒服			
肩痠			
持續有消疲勞感			

其他症狀檢視表

症狀	是	否
月經不順		
容易流產		
不易受孕		
墮胎兩次以上		
月經期間容易感冒		
有產後感冒後遺症		
慢性感冒		
不正常出血		

壓診、打診、溫診的基本功

日常癌症預防，除了飲食、生活習慣之外，學習壓診、打診、溫診這些基本功，就能每天「四診吾身」，做好自我健康管理的第一步。

一日四診

一診：早晨的壓診和打診

● 壓診：早晨醒來時，不急於下床，也不可先去排尿、解大便，先立即在床上進行壓診。

1. 仰臥在床上，兩腳併攏，小腿與上半身成直角。
2. 把左手手掌伸直至背部，放在胃的後側，使身體抬舉，支撐一段時間。
3. 右手伸直，指頭彎曲，手心不要用力，以指腹輕輕做壓診。
4. 壓診的部位有一、心窩；二、肋骨下方；三、肚臍；四、肚臍周圍；五、下腹部。查明有無疼痛、跳動或壓迫感。

壓診

1 在腰部下方鋪上約厚5公分的墊子（如厚實的毛巾），兩腳併攏，膝蓋彎曲與上半身呈直角。

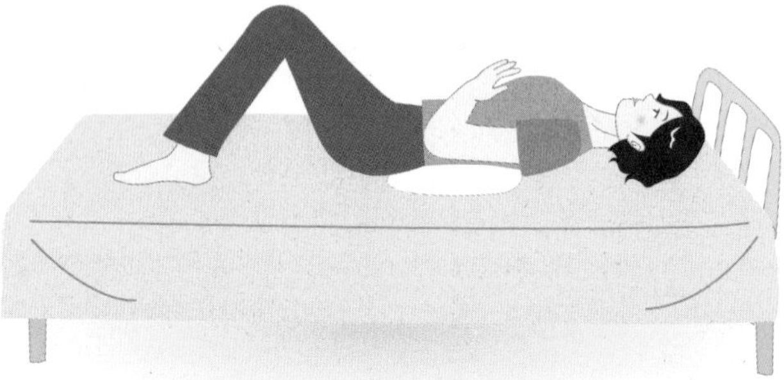

2 單手手掌向上，從身體下方插入背後（胃部後方）撐起身體。

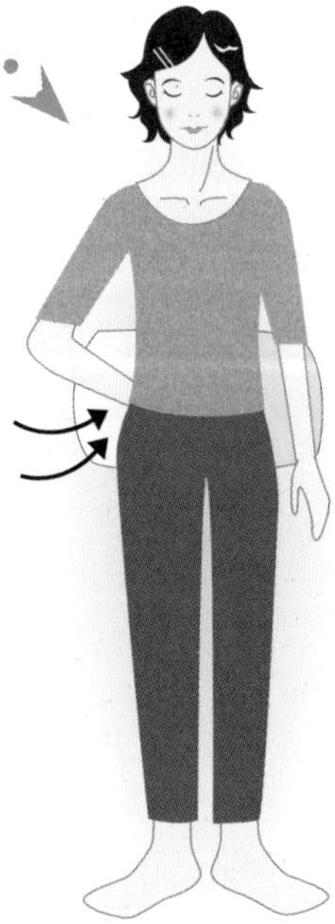

叮嚀

壓診時，要沿著肋骨的下側、肚臍周遭、肚臍、下腹部按壓，如果隱隱約約有壓迫感等異常狀況，就表示昨天吃的食物還沒完全消化，這是有脹氣的證據，這樣的狀態如果每天持續，不久就會發生各種炎症，開始變得疼痛。而壓診肚臍周圍時，如果有心悸的現象，就表示神經的疲勞還沒完全消除。

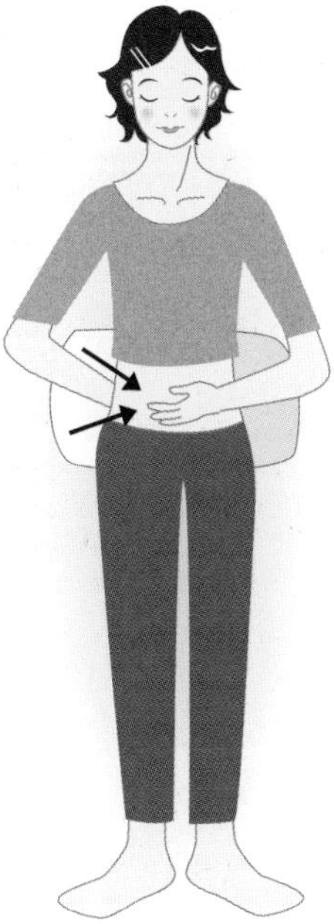

3 另一手的指腹輕壓肚子四周，不可用力。

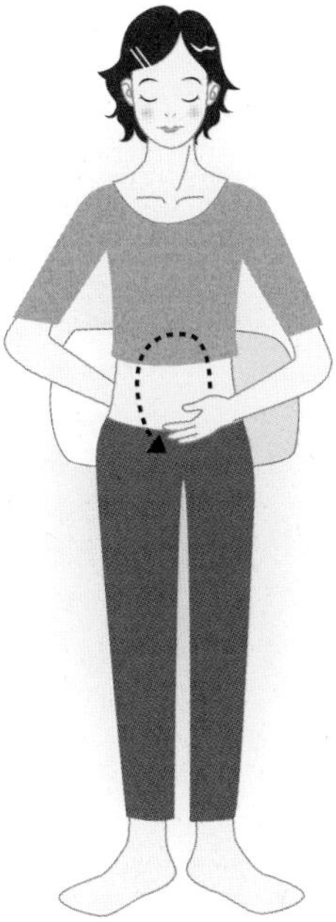

4 從心窩開始，沿著肋骨的下側、肚臍、肚臍周遭、下腹部，最後再壓整個腹部，檢查有無疼痛、心悸與壓迫的感覺。

● 打診

1. 與壓診同樣姿勢，露出胸部和腹部。
2. 用左手中指指腹緊按其上，再以右手中指敲擊第二關節或第一關節，順序為心窩、肋骨下方、肚臍、肚臍周圍、下腹部。敲打時，傾聽各部位的聲音，如發出好像打鼓聲時，就表示該部位有異狀。

打診

叮嚀

打診時，如果身體發出較深沉的聲音，就像是在敲打密的罐頭，而且每個部位的聲音都一樣，卻又不覺得疼痛，就表示沒有問題。如果敲打某處的聲音和其他部位不一樣，像是發出打鼓似的咚咚聲，就代表這個部位有脹氣。此時若用手掌去撫摸，會感到這個部位比其他部位冰涼；進一步做壓診，也會有壓迫感、疼痛與心悸現象。

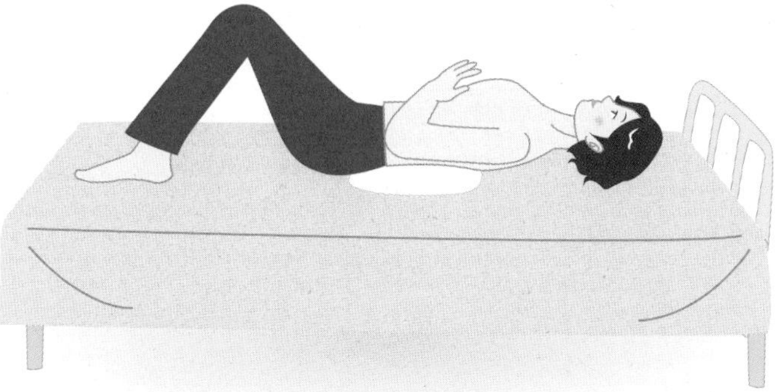

1 和壓診的姿勢一樣，但要坦露胸部和腹部。

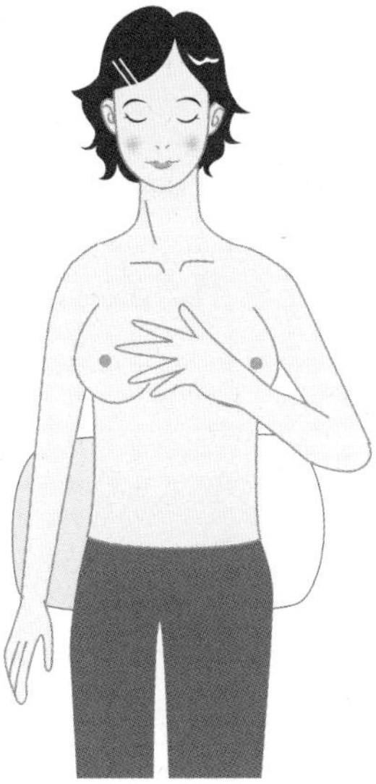

2 一手平放在胸部上方，以中指腹貼緊胸肌。

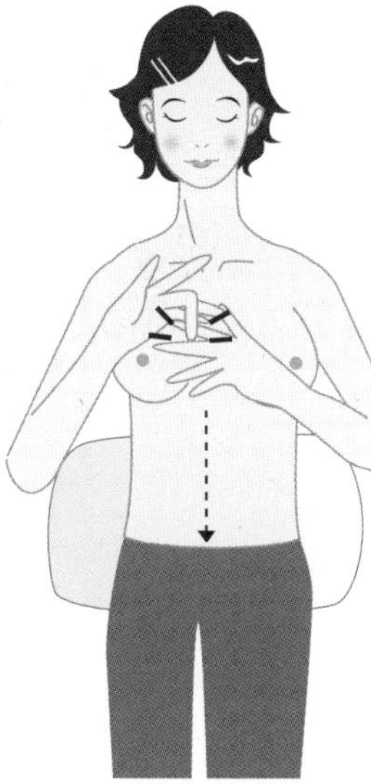

3 另一隻手的中指指尖以垂直角度輕輕敲打前一隻手的中指第一或第二關節，並順著胸肌敲打，往下直達腹肌。

二診：中午的指壓

在午餐之前，先做眼睛與耳根的指壓。

●眼睛的指壓，可消除眼睛疲勞

1. 若在家中，最好仰臥床上，將枕頭拿掉，雙腳墊高，兩肘張開，閉上眼睛。
2. 先以中指按壓額前中央的髮際，拇指按眼角與眉骨之間，指腹應施力道，一邊按壓一邊輕揉地交替。這時，牙齦需咬緊，後頸用力。
3. 用拇指指腹在眼窩周圍以畫圓圈的方式，從眼頭至眼尾指壓。若有疼痛感覺，即為疲勞所致，應溫柔地多次按壓，直到疼痛消除。

莊博士的叮嚀

若是上班族，可直接在座位上做眼睛指壓，不必躺下；但一定要在午餐之前。注意不可壓到眼球。

生活環境照明的亮度要講究足夠，尤其閱讀、書寫時。工作一段時間後，最好能閉起眼睛休息五分鐘，尤其是電腦族。看電視要節制，在戶外時要戴太陽眼鏡保護。

●耳根的指壓，可消除緊張

1. 順著耳垂、上側與中央的耳緣，用拇指、食指、中指施力做壓、揉、拉的動作，並將耳緣拉至貼到耳穴前。
2. 用手心遮蓋耳朵，密閉至完全聽不到聲音為止。前後各六次用力摩擦生熱，這時，若感覺有疼痛的地方，可溫柔指壓到疼痛消除。
3. 完成一次的腹式呼吸後，手立即放開耳朵。

莊博士的叮嚀

在耳垂的後側、耳下腺和耳後骨頭與髮際間凹進去的部位，分別用拇指按壓。同時以食指、中指、無名指的指腹按摩兩側的太陽穴，仔細察覺哪個部位有疼痛感。

耳根周圍的骨頭，請以拇指指腹指壓。耳垂後面與頸間之處，要特別施力指壓，若有疼痛，可按壓到疼痛消除為止。

用餐、入浴、就寢之前，都是做耳朵指壓的適當時機，可消除身心緊張。

三診：晚上的溫診

晚餐前，放鬆用手背來做自我診治。

1. 平躺下來，以最舒適的狀態伸展全身，將脊樑伸直。
2. 此時裸露上半身，將手背置在胸部、乳房、心窩、肚臍、肚臍周圍、下腹、腰等部位，一一探量各部位的溫度。
3. 以手掌緊貼腿部膝蓋、腳後跟、腳指頭來探量溫度。各部位若有溫度顯著的熱或冷，表示有異狀。

四診：洗澡或就寢前的指壓

1. 頭部的指壓，尤其在頭頂和頭額、髮際、眉心、頸窩處要施力。
2. 腳的指壓，以拇指和食指曲成一直角，夾住腳趾頭、趾甲兩側，逐一做指壓，察覺哪個部位有疼痛感。

莊博士的叮嚀

女性在月經期間的自我檢視中，若有兩種以上的症狀，以及一日四診中也出現兩個以上的症狀，又無論休息多久也無法消除疲勞感，即表示日常生活方式上有錯誤之處，必須調整。如沒有任何症狀出現，則保持相同的生活節奏即可。

當過度精神疲勞，加上生活不規律、暴飲暴食、運動不足時，人的腦力反應會遲鈍，情緒會低落，甚至出現自閉傾向，對人際關係頻頻感到困擾。若有這樣的現象，務必調整生活，修正錯誤的方式，否則身體機能將會陷入罹患疾病的危機中。

宇宙操幫助腹內排氣

「防癌宇宙操」有一套完備的步驟，若無法到戶外進行整套操作，也可在家中簡易完成，尤其在早餐前做最為適當。

1. 將毛巾兩端繞住手腕，用臂力拉直。
2. 肘部伸直，全身用力。這時，把雙手舉到頭上，挺起上胸，縮小腹。再一次用力舉手，用腳尖慢慢行走三十步。

3. 步行後，俯臥休息，腹內若有脹氣，就會排出。此時，腸胃廢氣排空，帶動新的活絡能量，將使早餐進食時特別輕鬆愉悅。

利用腹式呼吸預防感冒

感冒是萬病之源，必須及早克服與預防。容易罹患感冒的人，請準備乾淨的口罩放在床頭，並於每天醒來時練習腹式呼吸法以健身。

1. 早晨醒來時，首先拿掉枕頭，平臥在床上，把腹中的空氣分三次慢慢吐出，再以腹式呼吸法吸氣到丹田。
2. 兩肘張開，向上舉到與肩膀同高，將手掌合攏。
3. 手掌相互摩擦，直到像發電一樣感覺到熱度時，將手掌覆蓋在鼻子與嘴巴上。
4. 同時間，以腹式呼吸的方式，從腹部慢慢吐氣。
5. 待氣呼出後，再重複步驟2～4。

以上動作重複做十二回，最後戴上前一晚準備的口罩後即可起身。

莊博士的叮嚀

腹式呼吸形同運氣按摩體內的內臟，針對反覆感冒和不容易治好感冒的人很有幫助。對於氣喘、扁桃腺炎、中耳炎、慢性氣管炎、過敏性鼻炎、蓄膿症的患者也有奇效，凡呼吸系統衰弱者，練習腹式呼吸可痊癒。

感冒是慢性病的根源，癌症病患若常感冒，也會促使癌細胞轉移，絕對不能疏忽。手術前後、月經期間、坐月子、流產或墮胎後，更要小心注意，避免受到感冒的侵犯。

手的指壓

俗語說：雙手連心。中醫也指出手掌與腳底都是人體內臟的反應區，指壓手部，尤其可促進消化系統的活絡。所以只要雙手空閒，不妨舉手之勞，多多按摩。

1. 右手拇指按壓左手虎口處，並遍及手指、手背和手掌。
2. 換手相互交替按摩。

腳部體操

1. 仰臥在床上，雙腳併攏，若膝部會分開，請用繩子綁著。腳尖豎立用力倒勾成直角。
2. 雙手手指互相交叉，放在頸後。
3. 腳盤上下活動，腳指頭要一一開合，前後翹曲。
4. 雙腳交互做各二十次。
5. 接著，腳跟緊貼床上，做足部的扭轉運動。
6. 小腿也跟著轉動，左右各做六圈。

莊博士的叮嚀

晚上就寢前做腳部體操，可消除一天的疲勞，且能熟睡安眠。腳部體操對老年人很重要，可以訓練肌力、敏銳度，達到延緩老化的效果，使行動敏捷。平時的走路散步都能培養這些能力，高齡者若無法外出走路，要更勤快地在床上每天做腳部體操。

放屁安眠好方法

1. 俯臥床上，膝部稍微墊高，雙手按下顎。
2. 抬頭、挺起上半身，小腿向上成直角，用足部擊打腳後跟，或自由地活動。

莊博士的叮嚀

利用腹壓與雙腳的拍打、活動，很快就能使廢氣排出。聽到放屁聲，肚子感到舒服，自然能熟睡安眠。

腰巾的纏紮法

1. 準備棉布巾一條，橫摺為兩折。
2. 仰臥床上，豎立膝部，挺起腰部，縮小腹。
3. 從下腹開始纏紮，下側要用力紮緊，使腹部有向上抬舉的感覺。
4. 因活動關係，布巾隨時會鬆垮，必須重新再紮緊，才能發揮功效。

莊博士的叮嚀

為了支撐下垂的內臟，藉以布巾纏紮的輔助抗拒地心引力的拉力，是一種簡單、非侵入式的物理療法。患者需耐心接受，才能使下垂臟器復原，回到原本的位置（請參閱九十七頁「不可抗拒之重」）。

夏天若出汗，可在布巾下襯以毛巾吸汗，或準備多條布巾勤於更換。布巾要從早晨纏紮到晚上入浴前才可拆除，每天至少纏紮八至十小時。

咀嚼運動的練習

正確的咀嚼可使唾液分泌充足，且能與食物混合，促進胃液、膽汁的分泌，有助於消化。

1. 閉著口唇，人中伸直，平均運動左右臼齒咀嚼食物。
2. 用手指按住腮邊，檢查運動節奏是否正常。
3. 進食不可過快，應從小養成「慢食」的習慣，給予各個感官足夠空間去享受、欣賞、體會食物的形、色與滋味。

正確咀嚼法

叮嚀

長久使用單邊牙齒咀嚼，會使嘴形、臉形歪斜，應找牙科醫師治療。有肩疲、背痛、胃不適、雙腳疼痛的患者，就是由於咀嚼方法不正確所致。慢慢進食，仔細咀嚼，感受食物之美，感謝食物所賜，這是餐桌的教養與文化，更是牙齒健康、身體結實、肌膚光滑、奠定健美基礎的源頭。為人父母者不能不知道，一定要在孩子年幼時就教導、養成習慣。

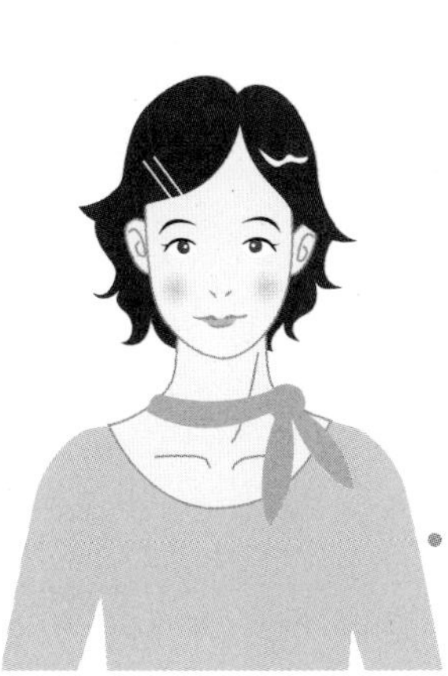

1 吃東西時，緊閉雙唇，人中（鼻下的凹線）要伸直。

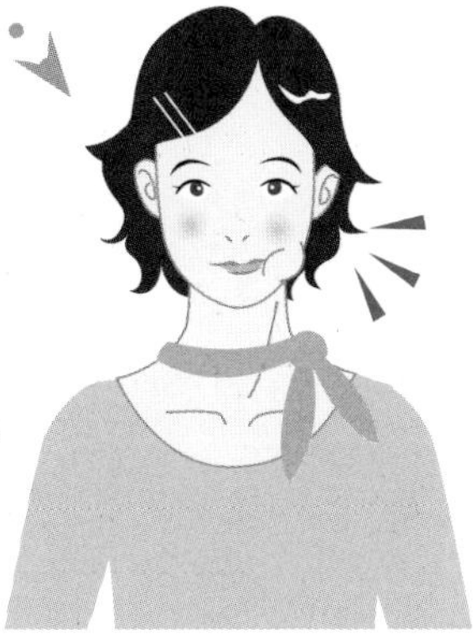

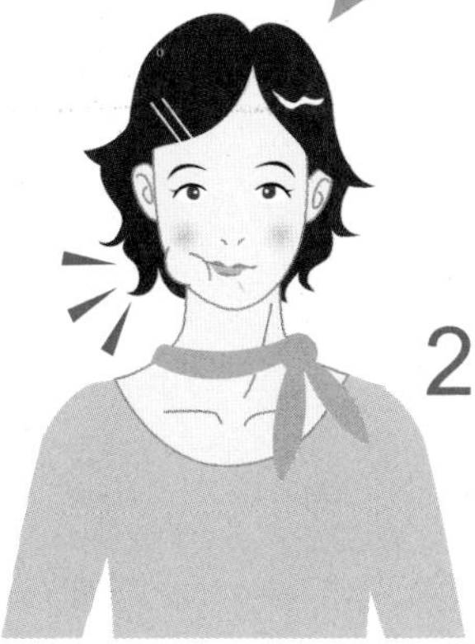

2.3 將食物用左邊的牙齒，上下用力的咀嚼；再用右邊的牙齒，上下用力的咀嚼；最後再用上下門牙咀嚼，每一口都充分咀嚼之後，再吞下去（此時不妨用手指按住耳下腺，就能確定是否在動）。

臉部體操

臉部體操可消除眼瞼浮腫，使雙頰結實，下顎不再鬆弛，還可促進脾臟活動。

1. 挺胸，抬頭，兩手舉高至肩膀。
2. 以手背用力拍打兩頰，從下往上，重複多次。

三段式的正確坐姿

坐姿不對會引起腰痠、肩痠、背痠；若有呼吸困難、胃腸不適，或有脫肛、痔瘡、血壓不穩定、駝背、縮脖子、下腹突出、腰粗的人，實行這種坐姿可改善症狀。

1. 自行縫製三段式的座墊，固定於每天工作的座椅上。
2. 三段式的座墊可調整坐姿，使脊樑挺直，小腹縮起。

莊博士的叮嚀

一般現成的座墊商品，無法符合人體工學，如果長期坐姿不正確，身體其實已經出現問題了，這時必須趕快矯正。

三段式座墊的道理，因參差的前端剛好配合曲膝的大腿，使下腹部不必承受壓力突出，背部更能貼合椅背，讓脊椎挺直。

三段式入浴法

入浴應在晚餐前完成，使身心舒暢，而後再用餐。可以先做腳部指壓再入浴，最為理想。

1. 冷熱水交替的刺激：首先澆以熱水，使足部溫暖後，再淋以冷水，如此冷熱交替三次，可消除頭部的緊張、沉悶感。此外，冬天裸身會受涼，要注意披上厚的大浴巾。

2. 第一段，從膝蓋到大腿：進入浴缸，水浸泡至大腿處約五分鐘，這時上半身要披著浴巾禦寒。

3. 第二段，到胃部：坐在浴缸內的小凳子，水浸泡到胃部約三分鐘。

4. 第三段，到肩膀：全身坐入浴缸，使熱水浸泡到肩膀約兩分鐘。

5. 輕鬆指壓，並高歌一曲：以上三段浸泡部位可輪流重複做。趁著入浴的時間，做眼眼、耳朵、臉部及頭部的指壓，並高聲唱出喜歡的歌曲，抒解一天緊繃的神經，喚醒身心的輕鬆與自在感，有助於消除疲勞。

莊博士的叮嚀

三段式入浴法基本上是以「泡澡」的方式進行，時間上以對老年人最安全的「五、三、二」分鐘的比例來規劃，水溫以攝氏三十七度為最佳。水溫過高會使人瞬間缺氧，對高齡者很危險。浸泡過久會出現心跳急速，若浸泡在高過肩膀的熱水中，心臟承受壓力過大，可能導致暈眩或昏厥。

三段式入浴法看似規矩很多，但只要適應方法，對於血壓高、心神不寧、心臟病、四肢冰冷、肩痠、背痠、腰痠、失眠，都有助於改善。

促進體液代謝的按摩

1. 需要兩人互助（最好是親子，以培養親密關係）。
2. 一人跪坐床上或坐在椅子上，另一人站在其背後。
3. 接受按摩的人兩手向上挺舉，面朝天花板。
4. 按摩者從背後握住對方的手腕，用力向上拉舉後放下。
5. 分別拉舉一手從手腕到腋下，由上而下按摩，換手各做兩次。
6. 舉一手，從背後肩胛骨部位，由上而下逐一按摩；換手交互做。

莊博士的叮嚀

這個按摩的作用是使屁氣排出，腹內暢通。久坐不動的人最需要舒展腋下的淋巴腺，促使代謝正常。此外，凡暈車，蕁痲疹、過敏症，心臟病、精神萎靡、消化系統障礙，食欲不彰，都可獲得改善。

雞蛋洗髮法

貧血、容易脫髮、時常感到頭重的人，可用蛋黃；血壓不穩定、神經質、時感頭昏眼花的人，使用蛋白。用蛋黃者，頭髮洗乾之後，可以薑汁（連皮榨汁）和同量的消毒用酒精（九十二度）混合，用紗布沾擦頭皮。

1. 頭部感覺沉重、僵硬，可先做指壓和按摩，使其放鬆。
2. 從頭部中央將頭髮梳開，把蛋黃（或蛋白）倒在頭皮上揉擦。
3. 揉擦完畢，用乾的大毛巾包住，過一夜後，第二天起床用熱水洗淨擦乾。

莊博士的叮嚀

我從未上過美髮院，因為我從年輕到年老，都是自己洗頭，也從不使用坊間的各種洗髮精或肥皂等清潔用品。洗頭我只使用雞蛋，數十年如一日。雞蛋可清潔，又能保養，一舉兩得。

步驟3中，隔夜是為了改善身體有異樣者，若一般人可以不需隔夜，但至少要隔三個小時，再用水把蛋液清洗。

產後調養與防癌要訣

產後的調養比妊娠期間更為重要，保養不足將容易引起包括癌症等一切慢性病。為了防癌、杜絕罹患疾病的肇因，請注意月子內的調養與照護。

一般正常的生產須有三十天的月子調養，至於墮胎、流產、小產，則需要足足四十天的休息。

一般人都以為生產並非「疾病」，因此忽視產後的復原。事實上，產後腹肌弛緩，又處於貧血狀態，特別容易引起內臟下垂，免疫力薄弱，乃至疲勞不容易恢復。產後一個月內不僅要避免肉體的勞動，更要避免精神上的疲勞。因此，年長者常會告誡新手媽媽，閱讀、書寫、看電視、電腦等這些會使眼睛疲勞的活動，應該完全避免。此外，站立或坐椅子會使內臟無法恢復正常狀態，月子期間無論如何都要以躺平為原則，才不至於因臟器移位破壞內分泌代謝的均衡。

生產需要耗費身體所有的能量，因此產後的產婦處於缺乏活力的虛無狀態，此時若直接吹風或接觸冷水，便會招來疾病的侵襲。俗語說「弱不禁風」，正是產婦的形容詞，必須儘量以熱毛巾擦拭身體的方式做清潔，避免泡澡或沖澡。月子內當然更要避免洗頭髮，否則容易引起日後的頭痛症狀。

很多產婦在產後不知不覺發現自己有了痔瘡，這是生產時過度使力，以及產後便秘所致。三餐要佐以高纖維食物，多喝水、多吃水果，使排便順利，並於每次排便後用熱水清洗肛門，保持乾淨衛生。

生產的後遺症因體質不同，有人會嚴重掉髮，有人則是掉牙，或受到家族、人際、情感、工作等因素的影響，罹患「產後憂鬱症」。其中比較普遍、明顯的症狀是「牙齒衰弱」，牙齒感覺有異狀，咀嚼比較無力、牙齦浮腫、齲齒疼痛等。這都是因為骨質流失所造成，建議要在妊娠初期完成有關牙齒的疾病治療。此外，為了嬰兒的健康，也為了產婦自己，一定要在日常飲食中多攝取含鈣食物。

無論生理或心理，都要把握月子期間做好照護，才不至於給自己種下惡因。

改善女性體質料理

炒雞肝

材料：

雞肝 ……………………………………
200或300公克，視一日份的食量
青蔥…………………………… 2根
連皮的薑……………………… 1大塊
紅蘿蔔（切絲）……………… 酌量
大蒜…………………………2～3片

作法：

1. 雞肝切小塊，去除水分後撒上少許的酒和鹽待用。
2. 鍋內倒入麻油三大匙，加熱，放入薑絲和大蒜片炒出香味。
3. 接著加入青蔥和紅蘿蔔絲拌炒，再把雞肝倒入，用大火快炒，最後撒上食鹽，加米酒半杯一同拌炒即可。
4. 盛盤後，撒上蔥絲和芹菜末，趁熱連同湯汁一起食用。

莊博士的叮嚀

- 炒雞肝這道料理可幫助子宮內膜順利剝落，因此只限於月經開始的前兩天食用，第三天以後就要改成其他菜單了。
- 要特別注意的是，現在的籠雞飼養為求生長快、疾病少，都會在飼料中放藥。因此，購買雞隻或雞內臟時，最好能找到可信任的安全品牌或農家，選購沒有餵藥的放養雞。

炒腰花

材料：

豬腰子	1副
青蔥	2根
帶皮的薑	1大塊
紅蘿蔔（切絲）	酌量
大蒜	2～3片

作法：

1. 豬腰除去外側的薄膜後，每個縱切為四片，切除內側的白色部分，表面切花紋。接著將每個豬腰切成八片，在流水中沖泡三個小時。
2. 將豬腰從水中取出，再用水洗上五、六次，除去水分，撒以少許的酒和鹽備用。
3. 鍋內放麻油三大匙，加熱，放入薑絲和大蒜片先炒。
4. 炒出香味後，加入蔥和紅蘿蔔絲拌炒，再把豬腰倒入，大火快炒，撒上食鹽、加米酒半杯。
5. 待所有食材都炒熟後即可盛盤，最後撒上蔥絲和芹菜末，趁熱連同湯汁一起食用。

莊博士的叮嚀

- 月經的第三天至第六天，最好的食物就是「豬腰子」。但每隻豬才一副腰子，所以要先算好月經的時日，提早向肉攤預訂需要的用量，才不至於向隅。
- 有人嫌自己煮麻煩，會到夜市買現成的來吃，可是，夜市的東西是為了大眾口味，並非個人需求，而且只有在家煮食，才能免於各種「添加物」的風險。

紅糖福康薏米片（月經期間專用食譜）

材料：（一日份）

福康薏米片⋯⋯⋯⋯⋯⋯⋯⋯
體重每1～2公斤：1公克

蔬菜榨汁（洗淨連皮榨汁，上腹突出者使用白蘿蔔，下腹突出者使用紅蘿蔔，駝背和腹部突出者用包心菜或冬瓜）⋯⋯⋯⋯⋯⋯⋯⋯
福康薏米片每1公克：榨汁16c.c.

紅糖（黑砂糖）⋯⋯⋯⋯⋯⋯
與福康薏米片同量

薑末⋯⋯⋯ 體重每10公斤：1公克

蛋殼⋯⋯⋯⋯⋯⋯⋯⋯⋯⋯ 3個
（洗淨後裝入紗布袋壓碎）

橘皮⋯⋯⋯⋯⋯⋯⋯⋯⋯ 3公克

作法：

1. 將蔬菜榨汁、薑末，連同紗布袋的蛋殼、橘皮，放入鍋裡，開火一起煮。
2. 水沸騰後，改用文火煮十五分鐘，然後取出蛋殼。
3. 接著，放入福康薏米片和紅糖，再煮五分鐘。

莊博士的叮嚀

- 這道料裡要在一日內分次或一次吃完均可，食用前最好先加熱。經期中的女性皆可食用。
- 無論是否罹患癌症，或在「經期自我健康管理表」中出現異狀的女性，連續食用一個星期後，就能改善症狀。

福康薏米片（當晚餐）

材料：（一日份）

福康薏米片……………

體重每1～2公斤：1公克

蔬菜榨汁（洗淨連皮榨汁，上腹突出者使用白蘿蔔，下腹突出者使用紅蘿蔔，駝背和腹部突出者用包心菜或冬瓜）……………

福康薏米片每1公克：榨汁16c.c.

新鮮干貝……………酌量

（使用乾料泡開亦可）

沙拉用的生菜……………酌量

作法：

1. 將干貝切小塊，連同福康薏米片和蔬菜榨汁放進鍋裡煮開後，用文火燉煮十分鐘。
2. 起鍋後，將生菜用手撕碎，放進鍋裡一同拌煮。

莊博士的叮嚀

- 這道食譜要作為晚餐的主食食用，若一次吃不完，可在一日內分次食用。
- 在「經期自我健康管理表」中，出現有一種以上的異狀者，或罹患癌症、腫瘤、子宮筋腫、乳腺腫等任一種病症，或癌患家屬、停經者，一星期中三天以這道料理當作晚餐的主食，將有助於身體健康。

蒸粥

材料：（一日份）

米⋯⋯⋯⋯⋯體重每1公斤：1公克

器具

市面上有售瓦缽和蒸鍋兩用合一的薏米片專用陶器，如果買不到，使用自己組成的內、外鍋亦可，大同電鍋也行（由於電鍋係插電熟成，內外鍋的熱對流與食材、水氣、時間都有所差異，煮好的食物營養效果同樣會有差異。但為方便起見，使用電鍋當然也無妨）。

作法：

1. 將米放入缽中清洗，加入七倍的水（以冬瓜、蘿蔔、紅蘿蔔、包心菜等絞汁代替清水更好）。
2. 在蒸鍋（外鍋）底下先鋪以四折的布塊，再放置缽（內鍋）中，外鍋加水到缽的三分之二高度，在缽口上蓋一塊乾淨的布，上面以淺碟子覆蓋。
3. 蓋上外鍋的蓋子，一開始用大火，沸騰後改用文火，隔水蒸一個小時。

莊博士的叮嚀

- 蒸粥味道清淡，可促進食欲，也可以用過濾器把湯汁濾出來單獨飲用。
- 濾出的湯汁呈透明狀，與開水沒有兩樣，因此，吃福康薏米片或服藥、泡紅茶時，都可利用，煮成菜湯亦可。
- 蒸粥食用時，可準備個人喜愛的小菜。
- 蒸粥即代替乾飯，必須仔細咀嚼食用。

清蒸肉丸

材料：

豬肉…………………… 100公克
雞蛋…………………………… 1顆
醬瓜……………………………20公克
蘿蔔……………………………10公克
大蒜…………………………… 3片

作法：

1. 將豬肉剁成碎肉，大蒜切末。
2. 將所有材料混合，加入少許的威士忌酒，做成丸子。接著將丸子排列在盤子上，放進蒸鍋裡蒸十五分鐘即可。

甜豆飯

材料：

豆子的種類不限，可依當天的身體狀況，選擇不同效用的豆類。

作法：

1. 豆子洗好後，浸泡在一倍的水中，置入冰箱隔夜。
2. 第二天取出豆子，加入三杯水和一杯酒，用文火燜煮四小時。
3. 豆子煮軟後，用紅糖或黑糖調味，不可放鹽。若使用壓力鍋，約十五分鐘可熟軟，起鍋後再加糖調味。

莊博士的叮嚀

● 黃豆用於盜汗，紅豆用於心臟疲勞或小便不順，黑豆用於長時間久坐，青婉豆用於肝臟疲勞。

● 豆類營養價值不同，各有其食用功效。黃豆、紅豆、黑豆要分開煮，並依照當天的身體需求做食用選擇。

雞翅豆飯

材料：（一日份）

紅豆…………體重每5公斤：1公克
黑豆………體重每10公斤：1公克
雞翅膀………體重每1公斤：3公克
干貝（新鮮或乾貨均可）……酌量
紅蘿蔔…………………………酌量
碗豆莢…………………………酌量
綠色時蔬………………………酌量

作法：

1. 豆子洗好後，用十二倍的水，置入冰箱浸泡一夜。干貝切成塊狀。紅蘿蔔、豌豆莢、綠色時蔬切絲。
2. 第二天取出再加入三杯水一同燉煮。待豆子煮軟後，加入切塊狀的雞翅膀，用文火煮至雞翅膀熟軟為止。
3. 加入干貝提鮮味，放入各色蔬菜，少許鹽調味，絕不可加糖。

莊博士的叮嚀

- 也可將福康薏米片（體重每1公斤：1公克）加入湯中做成雜菜粥。
- 可用牛尾（尾尖部分最好）代替雞翅膀（體重每1公斤：3公克），切成入口小塊，用麻油先炸好。
- 雞翅膀或牛尾都具有豐富的膠原蛋白，對於骨骼、皮膚有相當成效，加上兩色豆類的綜合營養，是一道很適合女性調整體質的食譜。

燜炒四季豆

材料：

四季豆……………………酌量
肉絲……………………酌量
香菇絲……………………酌量
紅蘿蔔絲……………………酌量

作法：

1. 將蒜瓣放入熱油鍋中炒香，加入肉絲、香菇絲和紅蘿蔔絲，待炒透之後，最後將切段的四季豆放入，少許鹽調味，淋入適量的水，蓋鍋燜熟即可。

莊博士的叮嚀

● 豆類除了去殼只食用豆子外，還有可以連豆莢一起吃的種類，如荷蘭豆、四季豆、菜豆等，都是營養食材。喜歡清淡食素者，豆類最適合了，可自行搭配與各種蔬菜，可口又美味。

豬腦枸杞

材料：

豬腦	1副
枸杞	21粒
米酒	15c.c.

作法：

1. 豬腦去膜、洗淨；枸杞洗淨後浸泡在水中。
2. 將豬腦、枸杞放在碗中，加入150 c.c.的水（含泡枸杞的水）及米酒，隔水蒸熟（亦可使用電鍋）。

莊博士的叮嚀

- 豬腦雖是「以類補類」的食療概念，但豬腦本身也含有豐富的營養，對於長期用腦的人很有幫助。

雞肫精汁

材料：（一日份）

雞肫……………………200公克
生薑（連皮切片）…………20公克
米酒……………………1000c.c.
紅蘿蔔榨汁………………1000c.c.
雞皮……………………60公克
麻油……………………40c.c.

作法：

1. 雞肫去除黃膜，用鹽洗淨，切薄片。雞皮切片。
2. 鍋裡倒入麻油，將薑片炒成深黃色後取出，放進雞肫和雞皮拌炒，加入米酒和紅蘿蔔汁，少許食鹽調味。
3. 食材煮開後，文火燉煮一個小時，最後用過濾器濾出精汁。
4. 將精汁置入保溫瓶中，一天分數次飲用。

莊博士的叮嚀

- 雞肫對胃疾很有幫助，這是「以類補類」的概念，事實上的確有其效用。
- 以雞肫燉煮出的精汁，可佐以福康薏米片、芝麻等食物。乾鍋將白芝麻炒熟、炒香，待涼後放入玻璃瓶中保存，每次份量以體重每2公斤使用1公克的比例，福康薏米片每次份量以體重每1公斤用1公克的比例。
- 精汁上面可能會浮著雞油或麻油，可將精汁先放進冰箱，等油脂凝固後刮除再飲用。

蓮藕汁

材料：

蓮藕…… 一次飲用份量約120c.c.

※蓮藕因產地、季節與部位的不同，其味道和汁量也會有差異。平均200公克可榨汁120c.c.。

作法：

蓮藕洗靜，連皮榨汁飲用。

吃法：

1. 一天飲用一至兩次。依個人喜好，可加蜂蜜或牛乳、檸檬汁，或與季節性水果一起榨汁，增加風味。
2. 蓮藕汁需放冰箱保存，但不可喝冰的，一定要提早取出飲用的量，待室溫後再喝。

莊博士的叮嚀

- 蓮藕榨汁後的剩渣丟掉可惜，可以留做「丸子」。把藕渣加少許水，混合太白粉攪拌均勻，做成小丸子，放進蒸鍋蒸十分鐘。可直接當零嘴食用，或做成甜湯裡的材料。
- 蓮藕的用途很廣，最簡單的就是將藕洗淨，從「節」處切開，維持每一節的完整，與豬大骨、豬皮一起慢燉。等到要食用時，再取出切片，這樣才能保持養分不流失。
- 更年期的女性，可用蓮藕約1斤，加入乾貨干貝4～5顆，以及豬尾骨約1斤，以3000c.c.的水用文火燉煮三小時。可安定神經並補充鈣質。
- 以蓮藕整節隔水清蒸六小時食用，可助安眠。

冷盤涼筍

材料：

綠竹筍……………………5～6根

作法：

1. 竹筍連殼仔細洗淨，放入大鍋，加清水至淹沒竹筍。
2. 加入少許鹽，用中火煮20分鐘後熄火。
3. 等整鍋筍都冷卻後，移至冰箱，食用時再取出，剝去外殼、切塊上桌。

莊博士的叮嚀

- 竹筍是夏季最好的冷盤食物，含豐富纖維質，要趁著當季享受這獨特風味。但要注意若有胃疾的病人，適量就好，不可多吃。
- 這裡提供的作法可以保留筍的原味，煮後的水還可另外當湯料理。
- 冷盤竹筍貴在欣賞其原來的鮮美滋味，最好不要再佐以調味醬，如：醬油膏、沙拉醬、辣椒等，這些不僅破壞竹筍的原味，更會增加身體負擔。平時就要讓味覺適應「清淡」、體會「清淡」之美，重口味的習慣要逐漸捨棄，才是健康之道。

蓮子紅棗湯

材料：

蓮子……………………………酌量
紅棗……………………………酌量
冰糖……………………………酌量

※份量以歲數為基準，三十歲就準備蓮子、紅棗各三十顆，五十歲就準備各五十顆，以此類推。以一天食用完畢最為理想，若吃不完可放冰箱，分兩、三天食用。

作法：

1. 蓮子和紅棗洗淨後，浸泡在十倍的水裡，置於冰箱內放隔夜。
2. 第二天取出，用文火慢慢燉煮兩個小時，最後加入少量冰糖增加口感即可。

莊博士的叮嚀

● 蓮子健腸，紅棗補氣，又可抑制副作用。採買時請到中藥店，因為這兩種材料以曬過太陽的乾貨最好。

福康薏米片和蔬菜汁（副食品）

材料：

福康薏米片……………………………
體重每2公斤：1公克，分兩次食用

吃法：

1. 上午10點，仔細咀嚼福康薏米片之後，以紅蘿蔔榨汁120c.c.加少許威士忌酒當作飲料（也可加少許糖調味）。
2. 下午3點，仔細咀嚼福康薏米片之後，以蓮藕榨汁120c.c.加白蘭地酒少許當作飲料（也可加少許糖調味）。

莊博士的叮嚀

- 這是女性改善體質時每天必備的副食品，月經期間須暫時停用。
- 一般人食用薏米片可以治好慢性萎縮胃炎、胃潰瘍，降低心急、焦躁感。

梨子醬（養肺膏）

材料：

梨子⋯⋯⋯⋯⋯⋯⋯⋯⋯⋯⋯⋯ 數顆
生薑連皮榨汁⋯⋯⋯⋯⋯ 100c.c.

作法：

1. 梨子去皮、除心，榨汁120c.c.。
2. 把梨子汁和薑汁一起放入深鍋裡，煮開後改以文火慢慢使水分蒸發，由1300c.c.煮成130c.c.的濃縮果漿。
3. 加入蜂蜜400公克，攪拌均勻。煮開後，改用文火再續煮20分鐘，一面煮一面攪拌，以免燒焦，但水分可儘量蒸發。
4. 煮好的果醬待涼後，裝入小瓶，放進冰箱保存。

莊博士的叮嚀

- 自製的梨子醬，沒有參雜防腐劑，具有潤肺強肝之用，可當果醬佐以土司食用，或加入十倍熱開水溶解當飲料。
- 若想預防感冒，可將「養肺散」（可在迪化街「廣和」購得）1～6公克調入這濃縮果漿中；若呼吸器官不適，則加入「養肺散」6～12公克。「養肺散」直接加入果漿中不易溶解，可先用少量的果漿與「養肺散」調好，再混合均勻，成為方便取用的「養肺膏」。

三大體質飲食方案

相命術士觀人手相或五官，就能斷出人的命運走向。我看人的體型，就能斷定這個人會有什麼樣的疾病與不適。因為人的體型，就是這個人生活形態的寫照。就像攝影機一樣真確，外在的體型顯現了體內「脹氣」的部位。

依照「氣」滯留處的不同，所形成之體型可分為三類：「上腹部突出」、「下腹部突出」、「駝背型」

除非消除「氣」的滯留，否則體型永不會恢復。為了改善體型，在生活上需要決心與努力，以下就是我為各種體型的人所提供的食療方案。

上腹部突出型：避免營養過剩

體況特徵

這一類體型的人晚餐常常大吃大喝，甚至習慣吃宵夜，體重一定過重。他們的胃總是有停滯的廢氣，腸子則堆積著宿便，以致上腹部突出，連腰身都沒有了，彎腰做體操都有困難。如果沒有從飲食習慣上改變，光是勤奮地去健身房運動是沒有用的。

飲食守則

這類體型者，要特別減少晚餐食量，蒸粥不可少，以下食物也要攝取。

- 蔬果：促進旺盛的新陳代謝。
- 梅子或梅干、蘿蔔：提高胃的消化作用。
- 牛蒡：牛蒡的纖維可刺激腸壁，排出廢氣與宿便。

除此之外，飲食型態也需做以下三點改善：

1. 必須立刻禁食宵夜。
2. 把肉類及魚類改在早餐和中餐攝取。
3. 遵守「早餐三、中餐二、晚餐一」的飲食原則，在睡覺之前的三、四個小時，一定要禁止飲食。

上腹部突出的人，腸胃機能衰弱，而牛舌有良好的治療效果；蘿蔔所含的水分特別多，烹調食物時，可以用蘿蔔絞汁代替水。

上腹部突出的人因體內營養過剩，需要食用「寒冷性、酸性的食物」，以幫助新陳代謝。可將檸檬擠汁、或用醋也很好，添加在每一道菜中食用。飲食要切記「少油、少甜」，刺激性的辛辣食物、燒烤類都要禁止。

此外，這一類體型者，會有容易疲勞的現象，雖然感到體力不足，可是千萬不能以大吃大喝來彌補體弱氣虛，否則將會造成血壓上升、心臟病發作、腦溢血等心血管症狀。

上腹部突出型推薦與禁止的食物

推薦的食物	
主食類	麵食
副食類	海藻類、蒟蒻、豆腐、養樂多、醋拌涼菜類、沙拉醬、番茄醬、金針、木耳、醋
蔬菜類	蘿蔔、牛蒡、竹筍、白菜、生菜、苦瓜、小黃瓜、豆芽菜、芥菜
水果類	檸檬、鳳梨、柑橘類、酸梅
禁止的食物	
油脂類	牛油
肉類	油炸、帶油脂的肉類、火腿、香腸、燻肉、燒烤類
副食類	糖類、餅乾、煎餅、烤土司、鍋巴、炒豆、咖啡、烈酒
香料類	咖哩、胡椒、辣椒、薑、芥末、蔥類、大蒜

改善上腹部突出料理

雞（鴨）肫蔬菜湯

材料：（四人份）

雞肫……………………… 200公克
桔皮…………………………20公克
水………………………… 1000c.c.
胡蘿蔔榨汁……………… 1000c.c.
油、米酒……………………… 少許
檸檬皮………………………… 酌量

作法：

1. 少許油鍋，快炒雞肫片和桔皮。
2. 加入米酒、水、胡蘿蔔汁、少許鹽調味。
3. 沸騰後小火燉煮一小時。
4. 過濾出精華的汁液，放在保溫瓶裡，一日分幾次飲用。

莊博士的叮嚀

● 上腹部突出者，要儘量避免油脂，做到少油、少鹽的飲食習慣，才能獲得改善。桔皮（陳皮）可到中藥舖買乾貨。

梅子甘汁

材料：（四人份）

新鮮綠梅……10顆
梅乾……10顆
二砂糖…… 4大匙
水…… 4 杯
檸檬切薄片……3～4片

作法：

1. 新鮮梅子十字剖開，梅乾則將肉剝出。
2. 鍋裡倒入四杯水煮沸，放入梅乾肉與梅子，一起煮五分鐘後加糖溶和。
3. 每次飲用時，搭配一點梅肉及幾片檸檬。

莊博士的叮嚀

- 新鮮綠梅有固定的產期，平常不容易買到，使用梅乾比較方便，但是一定要選購沒有添加人工甘味或防腐劑的「蜜餞」。可到有信用品牌的茶葉舖或中藥舖購買比較安心。
- 上腹部突出者宜多食用鹼性食物，檸檬或梅子口感是酸的，但都是屬於鹼性食物。但是若有胃疾的人，則不適宜。

牛舌煮蔬菜

材料：（4人份）

燙過的筍	70公克
香菇	3朵
白菜	3～4株
綠色花椰菜（小顆）	1/2顆
豌豆仁	適量
牛舌	40公克
鹽	1小匙
酒	1大匙
太白粉	2小匙
蠔油或香油	1大匙

作法：

1. 牛舌煮熟，切片。燙過的筍切成薄片。香菇切成四份；白菜切成三段。花椰菜剝成小朵燙好；豌豆仁燙熟備用。
2. 用水炒的方式煮熟香菇和白菜，再放入筍片與花椰菜、豌豆仁。
3. 放進切成薄片的牛舌、調味料及太白粉水。
4. 淋上少許蠔油或香油後熄火。

莊博士的叮嚀

- 上腹部突出者，儘量以燙熟的菜蔬為宜。
- 魚肉食物儘量在早、午餐攝取，晚餐最好只吃清淡的蒸粥，嚴禁宵夜。

健腸湯

材料：（四人份）

材料	份量
豆腐	1塊
白蘿蔔	1/3根
香菇	2朵
牛蒡	1/2根
蓮藕	1/2節
蒟蒻	1/2塊
油	1大匙
鹽	少許

作法：

1. 豆腐用紙巾吸乾水分後切成方塊。
2. 蘿蔔切角塊。香菇泡水後去根蒂切成片。牛蒡去皮切成薄片，連藕切片，蒟蒻切細。
3. 起油鍋，將所有材料炒熟，放進適量的高湯或水
4. 水開後，將浮油泡去除，用文火燉煮到軟熟。
5. 加入調味後即可食用。

莊博士的叮嚀

- 上腹部突出者，胃裡常有停滯的廢氣、腸子裡有宿便。若不改善飲食方式，只會加重病情。
- 這道食譜是以高纖維質的食材來刺激腸壁，有助於排氣與宿便，且有提高消化作用之效。

下腹部突出型：注意水分攝取

體況特徵

這類人因為水分攝取過量，身體無法再吸收養分，反而變成營養不足。他們的肌肉纖瘦而下腹突出，整個內臟下垂；由於胃腸較弱，下腹部容易滯留氣體，所以四肢比較容易發冷，平時應多攝取動物性脂肪以增加能量。

飲食守則

為了避免因為「氣」而對身體造成「冷」的症狀，必須要掌握少量多餐的方式，絕對不可大吃大喝。在飲水方面要特別注意，依照體重每一公斤每天只能攝取十五西西水分的原則，先依照自己的體重算出每天的飲水量，此飲水量要包括三餐的湯、茶、飲料、水果等在內。而飲水時不可大口喝，要使用小杯子（以一百西西的杯子為宜），以淺嚐即可的方式慢慢喝，才能控制水分攝取，逐漸恢復正常的體型。

這一類體型的人，可多吃以下食物。

●雞肉或牛、豬的肝臟：這些食物對身體能起「溫」的作用，燒烤的魚或起司也有相等效果。

●糯米：腸壁吸收力低的人，可以多吃糯米，由於糯米消化慢，在腸管內緩慢移動時會刺激腸壁，增加腸壁的活動量，但是不能過量食用。

●辣椒、胡椒：是對神經有興奮作用的辛香料，可搭配在菜餚中達到正面效益，提升胃腸的運動。但要注意每一道菜在烹飪時，所用水分儘量以一百西西之內為宜，如以米酒代替水分烹調更好。

下腹部突出型的人，除了要嚴加控制水分攝取外，還要避免吃寒涼性及酸的食物，多食用「熱性食物」，如刺激性的辣椒、胡椒、脂肪多的魚肉及甜食。

莊博士的叮嚀

一天中到底要喝多少水？

有人說每天至少要喝三千西西的水才足夠，真是如此嗎？水固然可以清腸、排毒，可是，有人喝多了也會有反效果。其實，喝水要看個人的身體狀況，攝取過多水分，下腹部容易停滯「氣」，所以身體會變「冷」。因此，飯前要做消除氣的體操或按摩，可能的話，飯前先躺著休息十分鐘，之後再進食較佳。

下腹部突出型推薦與禁止的食物

推薦的食物	
主食類	燒烤類，如烤土司、烤肉、烤魚
副食類	火腿、香腸、臘味、青魚、帶皮雞肉、雞翅、牛尾、豬腰、豬油、牛油
甜食類	餅乾、蛋糕、巧克力
香料類	大蒜、薑、胡椒、辣椒、芥末、蔥類、咖哩
禁止的食物	
主食類	茶泡飯、蕎麥粉、醋
副食類	海藻類、酸乳酪、沙拉醬、番茄醬、紅花油、蒟蒻
生食類	生魚片、生菜、生雞蛋
蔬菜類	竹筍、牛蒡、南瓜、芥菜、醃白菜
水果類	柑橘類、草莓、鳳梨、檸檬、鹹梅

改善下腹部突出料理

香煎雞腿

材料：（四人份）

雞腿肉（連骨）……………… 4支
鹽、咖哩粉、胡椒粉……… 各少許
油……………………………… 酌量
馬鈴薯………………………… 2顆
胡蘿蔔………………………… 1根
鹽……………………………… 適量

作法：

1. 將雞腿切大塊，用滾水汆燙至半熟，取出放涼。
2. 抹上鹽和咖哩粉、胡椒粉等，醃製兩小時以上。
3. 起少許油鍋，放入半熟雞腿塊，用中火煎成皮出色、肉熟透。
4. 將馬鈴薯、胡蘿蔔用水煮熟，切角塊，排在盤底當襯，再放上香煎的雞腿塊。

莊博士的叮嚀

- 下腹部突出者，要避免「腹內有氣」造成身體的「冷」，因此可多吃肉類，對身體有「起溫」作用，但要忌食豬肝。

金黃吐司

材料：（四人份）

吐司	4片
酒	4大匙
砂糖	4大匙
蛋	4顆
薑汁	4小匙
牛油	80公克

作法：

1. 吐司切邊後再切成六塊。
2. 將蛋、酒、薑汁加入糖混好均勻，浸入吐司。
3. 用淺鍋溶化牛油，以中火煎吐司至褐色。
4. 將煎好的吐司盛盤，搭配季節水果食用。

莊博士的叮嚀

- 下腹部突出者要少量多餐，這道食譜可以當早餐，也可當下午的點心。切記每次只能點到為止，大約六分飽就好。

糯米油飯

材料：（四人份）

糯米	400公克
帶皮三層五花豬肉	100公克
冬菇茸	20公克
蝦米	50公克
薑	適量
麻油	2大匙
酒	2大匙
醬油	1.5大匙
鹽	1小匙

作法：

1. 糯米洗淨後浸水一夜，隔天倒出水後蒸約40分鐘。
2. 豬肉、香菇泡軟後切丁，蝦米洗淨浸水泡軟。
4. 生薑洗淨，用刀背拍碎再切細。
5. 平底鍋裡麻油加熱，放入薑，豬肉，炒成褐色後放進蝦米爆香。
6. 加入酒、醬油、鹽等調味料，再倒入蒸好的糯米。
7. 撒些海苔與切細的蛋皮

莊博士的叮嚀

- 凡腸壁吸收能力低的人，可多吃「糯米」，由於糯米消化慢，可刺激腸壁的活動。但糯米熱量很高，還是適量為宜。
- 下腹部突出者多為內臟下垂現象，宜少量多餐，飯前要平躺二十分鐘休息，飯後要平躺四十分鐘再起身工作。晚餐食量要減少，嚴禁吃宵夜。

駝背型：加強神經安定

體況特徵

這種體型的人，當身體靠牆站立時，肩膀無法貼緊牆壁，前胸就像平直的弦，後背則是呈現彎曲形狀。大多數人都是由於精神上、生理上的雙重疲勞而造成神經不安定，經常感到精神不濟、身體疲勞、消化機能很差，體內因此不時累積著「廢氣」，在這樣的惡性循環之下，更造成全身不適的現象。要改善駝背型症狀，首先必須從穩定神經與增強腸胃功能著手。

飲食守則

在飲食方面，絕對要慎選不會生「氣」的食物，也要禁吃刺激性、會引起興奮作用的食物，同時，不擾亂神經平衡的飲食方法，更是此種體型者特別要注意與了解的關鍵，平常可多攝取以下食物。

- 珠貝、鮑魚：貝類有提高神經機能的功效，特別對恢復視神經疲勞具有良好作用。從事動腦工作的駝背體型者，要特別善用這類食材。

●蓮藕：神經不安定的人經常會因坐立不安而失眠，引起自律神經失調，導致內出血、子宮內膜炎、更年期障礙、胃潰瘍、鼻炎、鼻蓄膿、扁桃腺發炎等症狀。對人體有綜合協調作用的蓮藕，是最好的食療食材，具有緩和神經緊張的作用，能有效解除精神及生理上的壓力。除了煮湯、蒸食、油炸之外，也可將蓮藕磨碎，加入牛乳或蜂蜜飲用。

●牛舌：可治癒神經性的胃腸障礙，但要注意烹調時，絕不可添加濃烈的辛香料、醬油、鹽等多重調味料，這些都是刺激神經、亢奮神經、擾亂神經的元兇，會造成焦慮不安的症狀，所以在料理時，記得以清淡口味烹煮。

駝背型的人也不要吃火鍋。煮火鍋時，是將冷的食材加入滾熱的湯中，此外，人們在吃火鍋時，也會忍不住喝冰冷的飲料，這些都有損神經的協調。吃咖哩飯時也常會搭配冷飲，或是冷飯泡熱湯、熱咖啡加入冷牛奶等，這些對於駝背型的人，絕對都不適合。

定食定量、少量多餐，飯前飯後要躺平休息至少二十～四十分鐘，平常早晚要將身體貼著牆壁站立，這是駝背型的人一定要遵守的保健律則。

莊博士的叮嚀

駝背體型者要「單味飲食」

所謂的「單味飲食」，也就是「甜、鹹、酸」不可以混合在一起烹調，如酸辣湯、五柳枝、糖醋魚、京都排骨等酸甜鹹辣交雜的佳餚，可能使神經混亂，導致胃的吸收訊息錯誤，而成為神經性疾病的病因。胃部的運作，以單一口味最容易吸收，為了矯正駝背體型，必須努力克制自己的口慾，辣的食物會引起神經不安定，偏食會造成緊張、疲勞，如果不努力改善體型，將會引發呼吸器官系統的前癌症狀。

駝背型推薦與禁止的食物

推薦的食物	
油類	植物性油脂（大豆油、玉米油等）
蔬菜類	生菜、毛豆、蓮藕、蘿蔔、茼蒿、花椰菜、豌豆、敏豆、甘藍菜、慈菇、菠菜
海鮮類	白身魚、鮑魚、甘貝、牡蠣、蛤蜊、海藻
肉類	牛舌、雞肫、豬腰、蛋類
蛋類	各種蛋類

禁止的食物	
油類	紅花油
香料類	胡椒、辣椒、薑、蔥、大蒜
蔬菜類	芥菜、生蘿蔔
副食類	燒烤類、烤土司、馬鈴薯脆片、鍋巴、酥脆餅乾、咖啡
肉類	火腿、香腸、臘肉、豬肝

改善駝背料理

干貝蘿蔔湯

材料：（一人份）

新鮮干貝或乾貨均可…………4顆
白蘿蔔汁……體重1公斤：16c.c.
生菜……………………………酌量
玉米粒…………………………酌量
福康粉………體重1公斤：0.5公克
鹽………………………………少許

作法：

1. 蘿蔔連皮榨汁。
2. 鍋內放入蘿蔔汁、福康粉、干貝切小塊、調味料煮開後，以小火燉煲一小時。
3. 熄火後放入生菜起鍋。

蒸九孔

材料：（四人份）

九孔…………20顆（不去除內臟）
蘿蔔……………………………少許
小菜（蘿蔔、胡瓜或生菜）…少許
檸檬汁…………………………酌量

作法：

1. 九孔連殼刷洗乾淨，放進蒸籠蒸熟。為使軟化，可將蘿蔔片當作蓋子蓋在上面。約蒸一小時。
2. 將蔬菜醃製成小菜，排在盤中當襯底。
3. 熄火後，把蘿蔔片取掉，九孔放涼後將肉取出，切片排在盤中。
4. 淋上檸檬汁去腥（九孔內臟可一起食用）。

莊博士的叮嚀

- 駝背型者會經常感到精神不濟，身體疲勞，消化機能差。
- 貝類有提高神經機能的作用，尤其可以消除視覺神經的疲勞。

香炸蓮藕夾

材料：（四人份）

蓮藕	1節
雞肉丁	200公克
米酒	4大匙
蛋	1顆
福康粉	體重1公斤：0.5公克
蛋白	1顆
小麥粉、太白粉	適量
炸油、鹽、胡椒	適量

作法：

1. 蓮藕用開水燙過，切成0.5mm的薄片。
2. 將雞肉丁、蛋、福康粉加少量的鹽、醬油、米酒，浸三十分鐘後，夾在兩片藕片之間。
3. 將蛋白、小麥粉、太白粉調勻，做成包覆藕片的「麵皮」。然後再沾上篩過的麵粉和太白粉。
4. 用新油入鍋，溫度升高後，放入藕片炸熟即可。

莊博士的叮嚀

- 連藕有緩和神經緊張的功能，無論是生理或心理壓力，都有抒解的助力。
- 除了這道食譜之外，連藕也可以榨汁加蜂蜜或牛奶當飲料。

牛舌黃豆飯

材料：（四人份）

牛舌……………………… 150公克
黃豆……………………… 180公克
生菜……………………………適量
福康粉…………………………適量
老薑連皮………………………少許
芝麻油…………………………少許
米酒…………………………… 4匙

作法：

1. 黃豆浸入酒和3杯的熱開水浸泡一夜。
2. 鍋裡倒入芝麻油加熱，將連皮細切的薑放入爆香至褐色。
3. 將牛舌洗淨後，整個與黃豆連水一起燉煮兩小時。
4. 將牛舌取出切片，生菜用手撕成小塊，放入剛熄火的黃豆飯裡趁熱拌勻。
5. 盤子先放上其他生菜，盛入黃豆飯，切片牛舌排在最上面，灑上福康粉。

莊博士的叮嚀

- 牛舌可治神經性的胃腸障礙，多吃很有幫助。
- 除了這道食譜，也可煮熟，白切沾醬食用。但切記醬料不可過鹹。

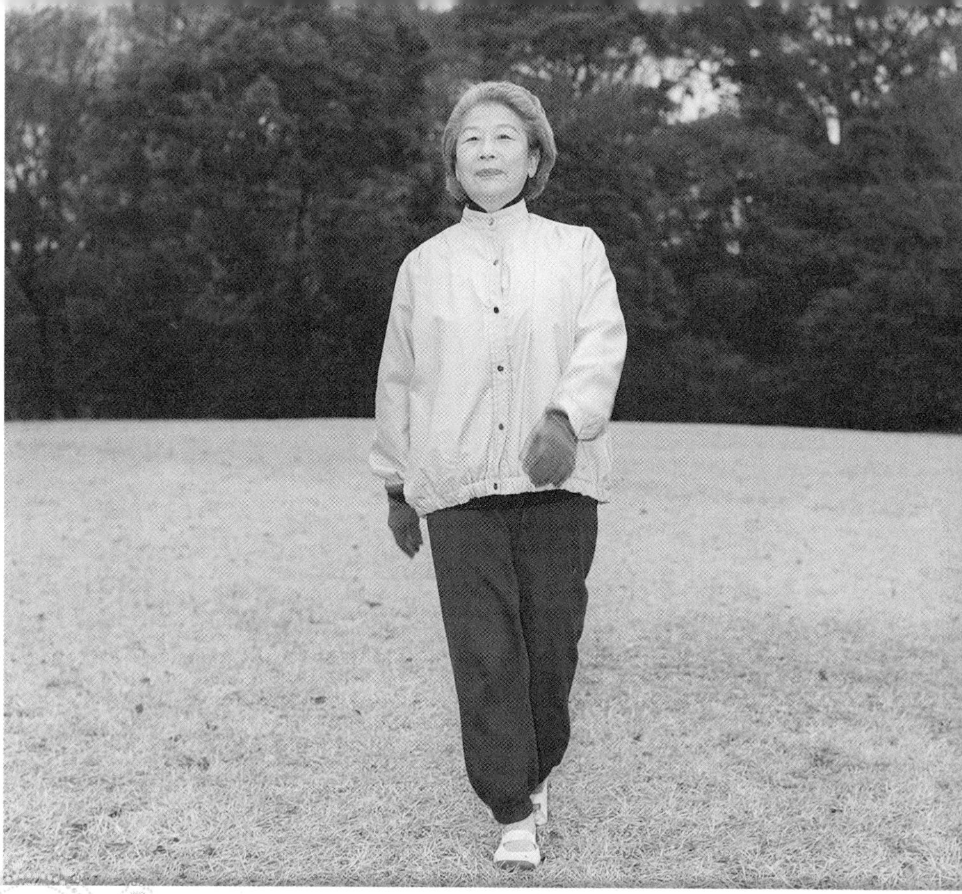

附錄

莊博士的健康天地

- 防癌宇宙操
- 精華保健法
- 著作事蹟錄

防癌宇宙操

「防癌宇宙操」是針對人體淋巴系統設計的一套簡單易學的體操。淋巴系統就是身體的免疫系統，分別位於兩臂腋窩、脖子兩側、大腿內側等處，平時若能充分伸展活化，即可保持順暢的循環，提高身體的免疫力。

平常，我們都是低著頭、彎著身體在做事，內臟受到擠壓、脊椎也常彎曲，但是當我們舉起雙手伸懶腰，或者轉動身體、伸展四肢，就會覺得神清氣爽、減少疲累，這也就是防癌宇宙操的設計原理，希望透過抬頭挺胸、伸張四肢，讓身體回歸到最自然、舒暢的姿態，以活化身體各部淋巴系統，讓平常不容易運動到的肌肉和末梢神經，也有充分舒展的機會。

當我們雙手握緊布巾、全身拉直時，全身由上而下的甲狀腺、腋下淋巴腺、橫膈膜、鼠蹊腺，都會受到刺激、完全拉開；而所謂「脾為萬物之母也」，且「統血、主四肢」，當我們運動到四肢的肌肉，就會順暢血液的循環，提高代謝作用，各處淋巴腺各司其職、分工合作，也進而強健脾臟的功能，加強五臟六腑整體的健康機制。

在這套體操中，也加上了「抬頭」、「握緊雙手」、「踮腳尖」等動作來刺激末梢神經，帶動腦神經調整平衡，可以有效消除肩膀痠痛、解除精神緊張、疲勞和失眠；伸展全身則運動了雙臂與雙腿的肌肉，可消除多餘的脂肪與贅肉、維持體態優美。可以的話，最好能在戶外做防癌宇宙操，藉著赤腳踩綠地、抬頭看天空，感恩大自然賜予的一切美好，讓身心吸取天地人合一的力量。

每天只要花三分鐘做防癌宇宙操，就能常保健康與活力。以下就是分解動作：

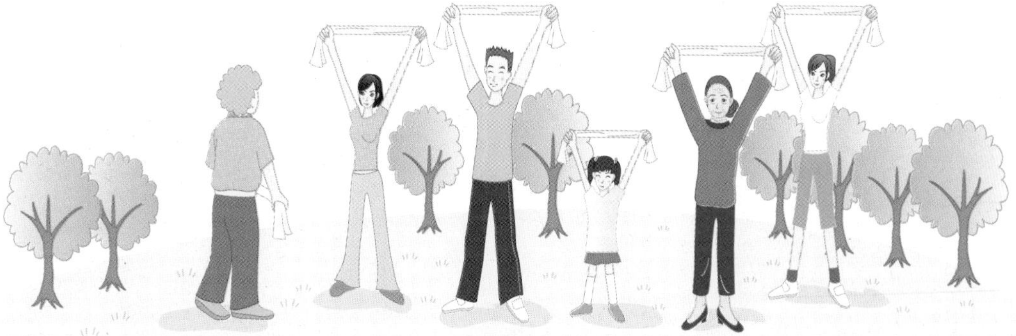

●在公園，大家神情愉悅地抬頭向天、雙手高舉、伸展四肢做著防癌宇宙操，一起來擁抱健康，感受天地人合一的真實力量。

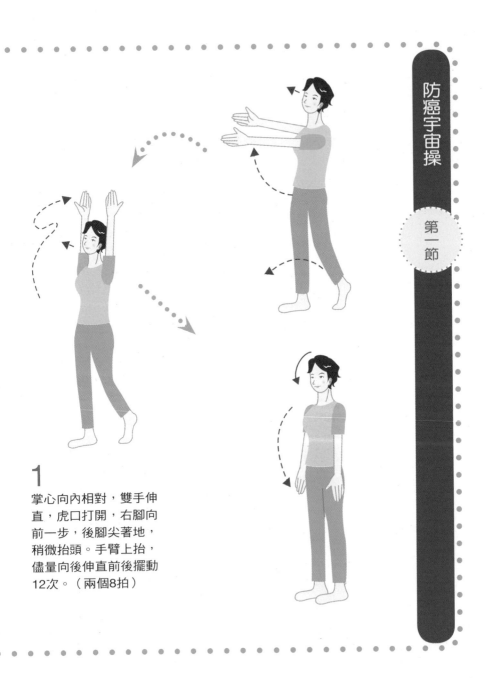

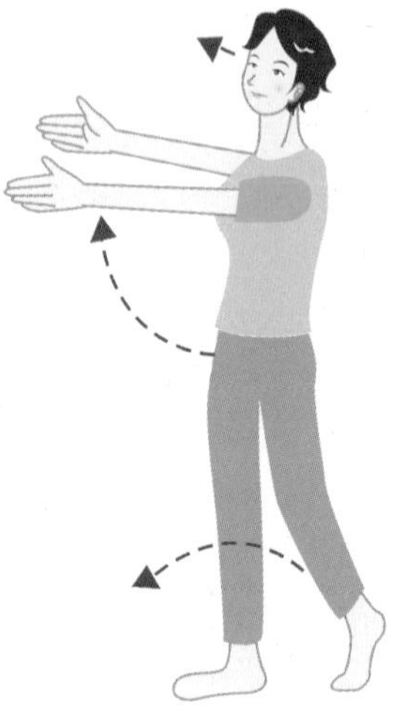

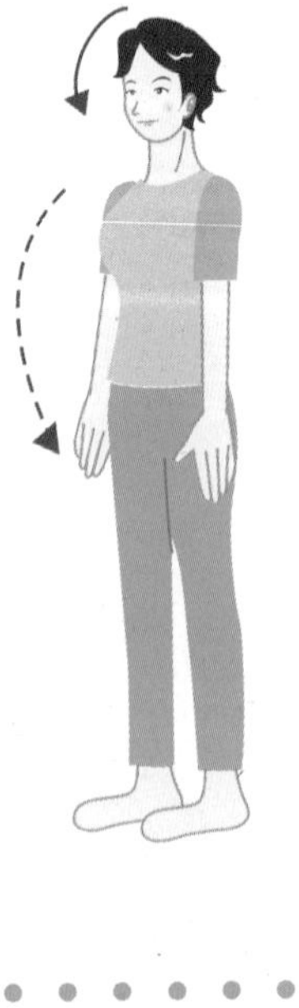

1

掌心向內相對，雙手伸直，虎口打開，右腳向前一步，後腳尖著地，稍微抬頭。手臂上抬，儘量向後伸直前後擺動12次。（兩個8拍）

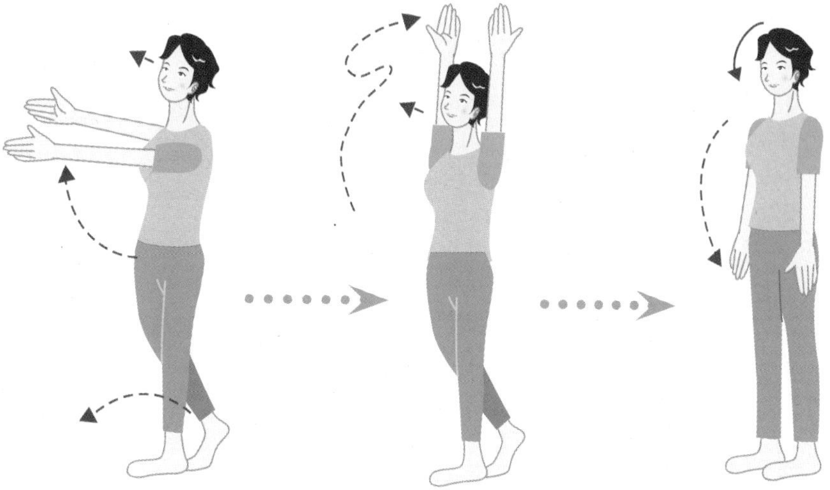

2 換左腳重複動作 1。（兩個8拍）

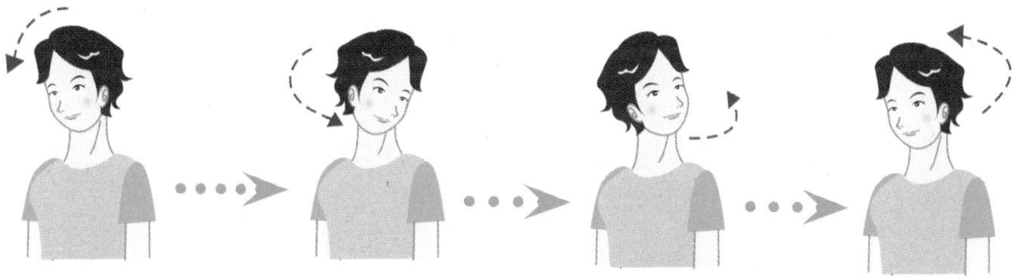

3 繞頭——頭先向前、再向後繞。（兩個8拍）

注意要點

*雙腳與肩同寬，手臂、大腿內側用力，踮腳尖、收腹提肛，脊椎才能節節拉直。
*抬頭挺身，舌頂上顎，牙根咬緊。
*腰部以下不晃動，以免脊椎受傷。

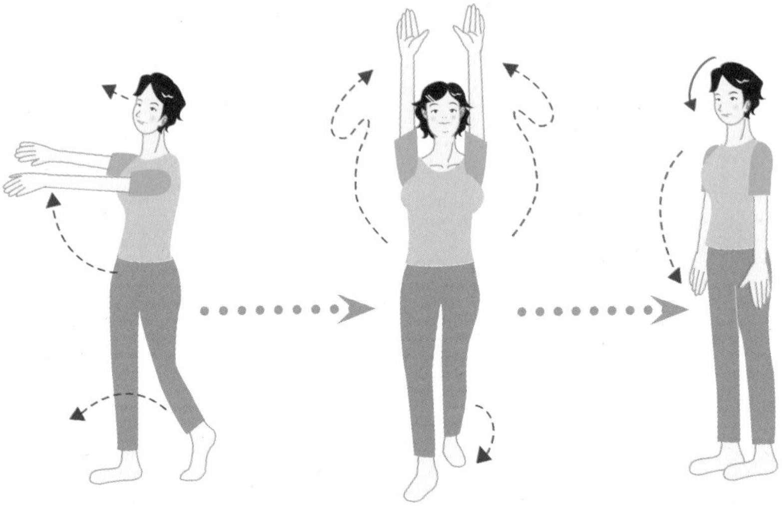

1 掌心向下，左右拇指相接，雙手伸直，虎口打開。右腳向前一步，後腳尖著地，稍微抬頭。手臂上抬，儘量向後伸直前後擺動12次。（兩個8拍）

注意要點

* 雙腳與肩同寬，手臂、大腿內側用力，踮腳尖、收腹提肛，脊椎才能一節一節拉直。
* 抬頭挺身，舌頂上顎，牙根咬緊。
* 腰部以下不晃動 ，以免脊椎受傷。

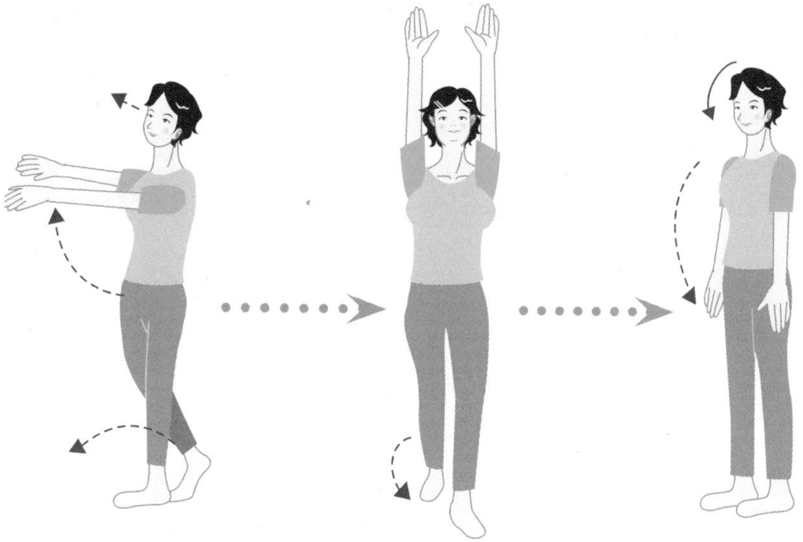

2 換左腳重複動作 1。（兩個8拍）

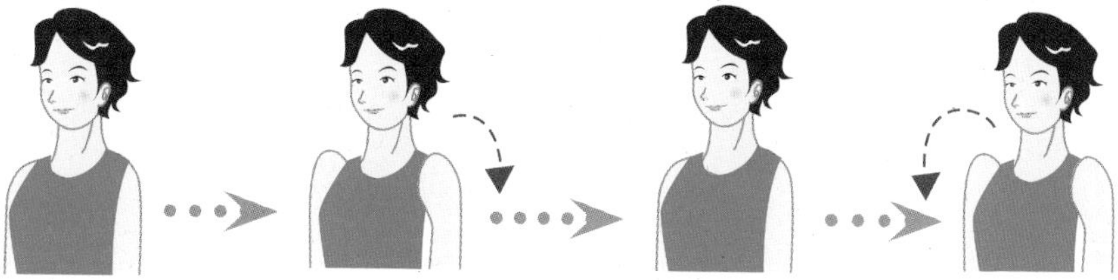

3 繞肩——肩膀先向後、再向前繞。（兩個8拍）

防癌宇宙操

第三節

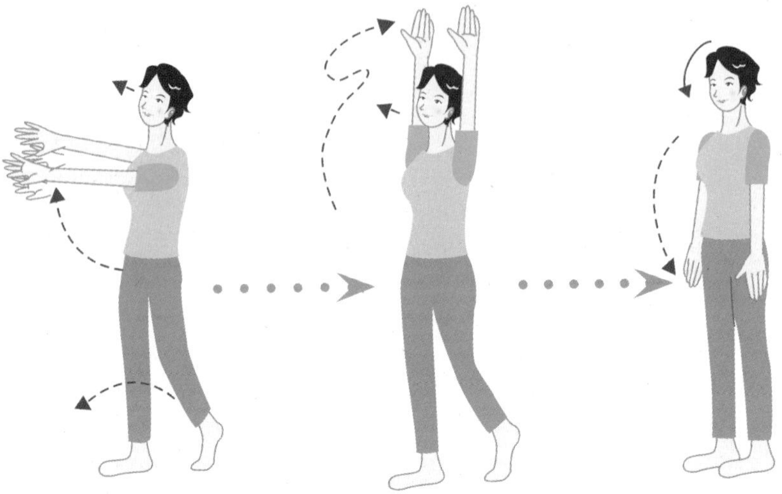

1 掌心向外，雙手手背相接，雙手伸直，虎口打開。右腳向前一步，後腳尖著地，稍微抬頭上仰。手臂上抬，儘量向後伸直前後擺動12次。（兩個8拍）

注意要點

* 雙腳與肩同寬，手臂、大腿內側用力，踮腳尖、收腹提肛，脊椎才能一節一節拉直。
* 抬頭挺身，舌頂上顎，牙根咬緊。
* 腰部以下不晃動，以免脊椎受傷。
* 雙手指頭要一節一節握緊，以刺激末梢神經。

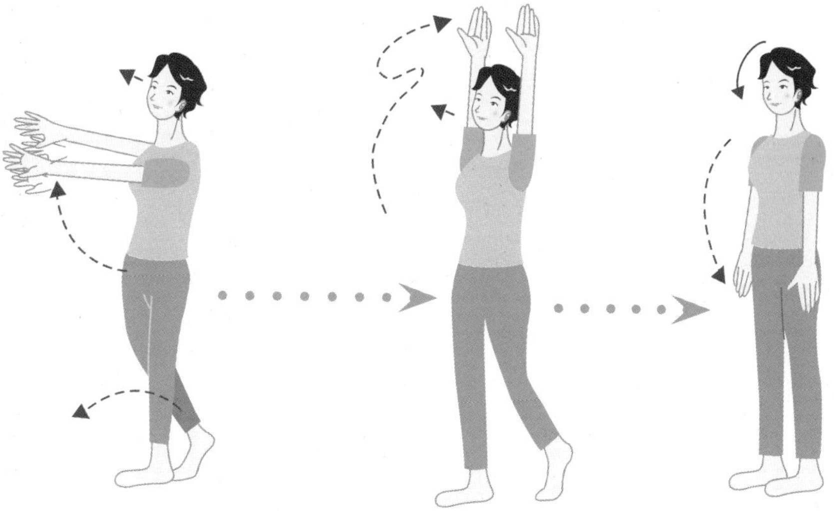

2 換左腳重複動作1。（兩個8拍）

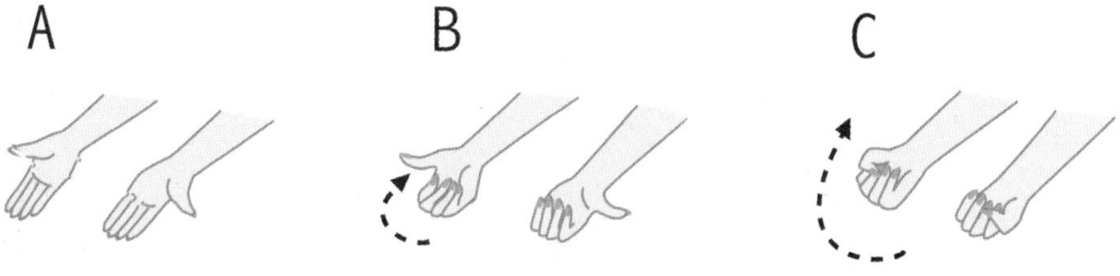

3 捲手指——虎口張開，指節用力向掌心捲起，最後成握拳狀。

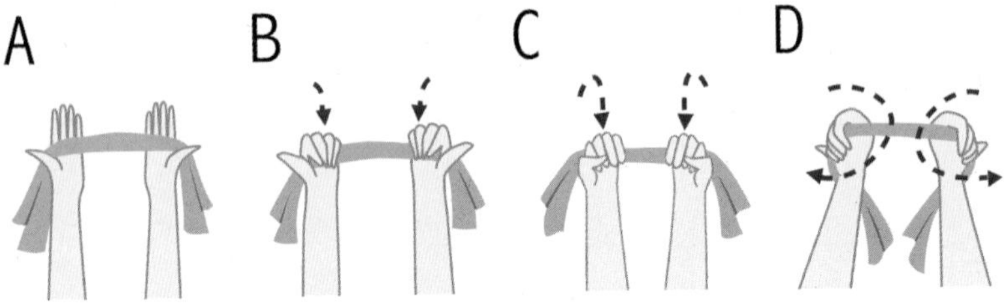

1 拿宇宙巾，雙手平行與肩同寬，握緊雙手。掌心由內向外反轉。

注意要點

* 拿宇宙巾時要做捲手指的動作。雙手往上抬，手掌心要向外，雙手一定要伸直用力，而且最好超過耳際，藉由手、腳內側肌肉的用力拉直，才能將橫膈膜伸展開來。
* 剛開始時無法用腳尖著地，腳會微微發抖，手也無法伸得很直，這是正常的現象，只要每天不間斷的練習，就可以達到目標。

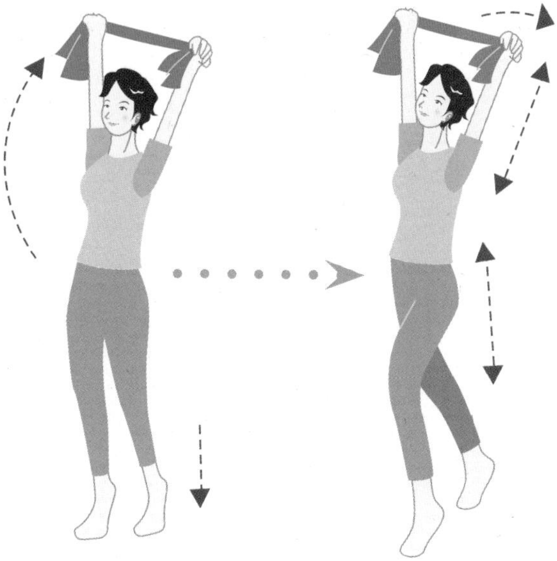

2
雙手向上抬，稍微抬頭上仰，舌頂上顎，牙根咬緊，收腹提肛，大腿及手臂內側儘量用力伸直，踮腳尖走一直線。

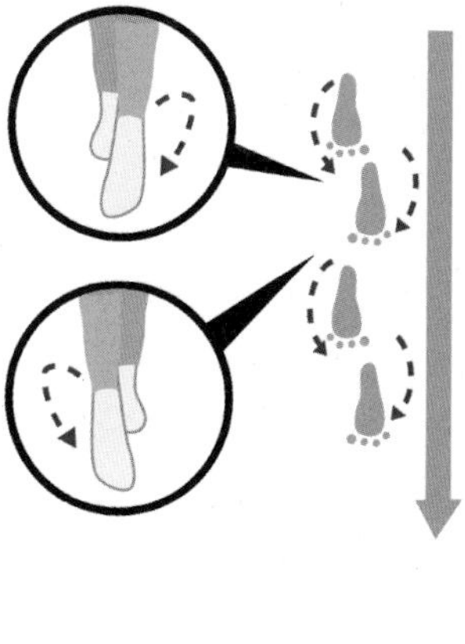

3 四拍走一步，步伐不要太大，大約是一個腳掌的距離，剛開始一次走12步，每隔幾天增加2步，一直到60步。

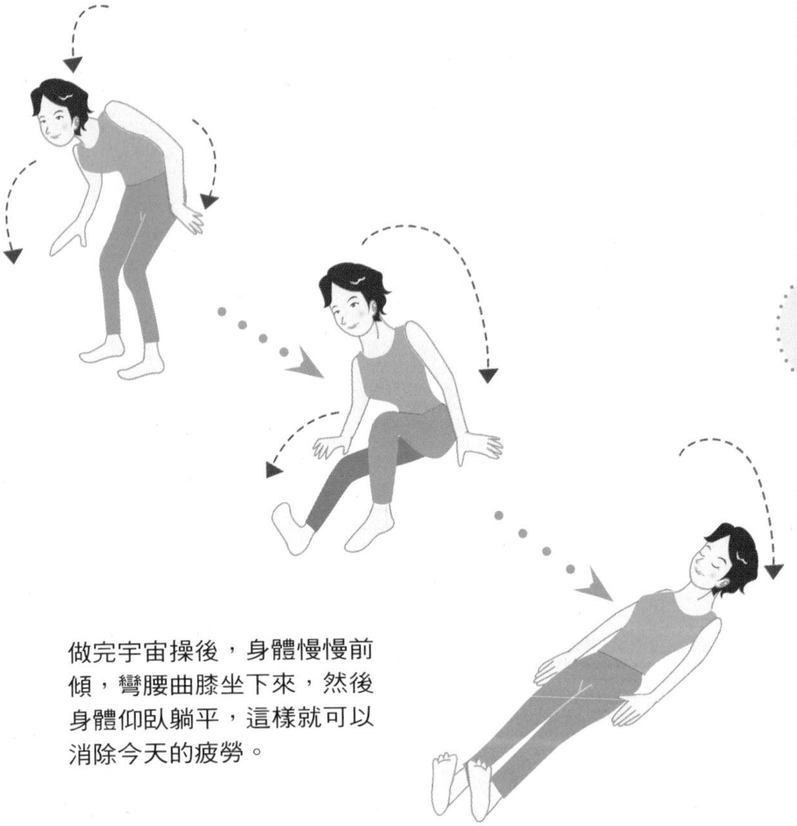

做完宇宙操後，身體慢慢前傾，彎腰曲膝坐下來，然後身體仰臥躺平，這樣就可以消除今天的疲勞。

注意要點

＊躺平時不要想其他事情，身體放鬆，慢慢深呼吸幾次。十分鐘後就可以洗臉，再吃東西。

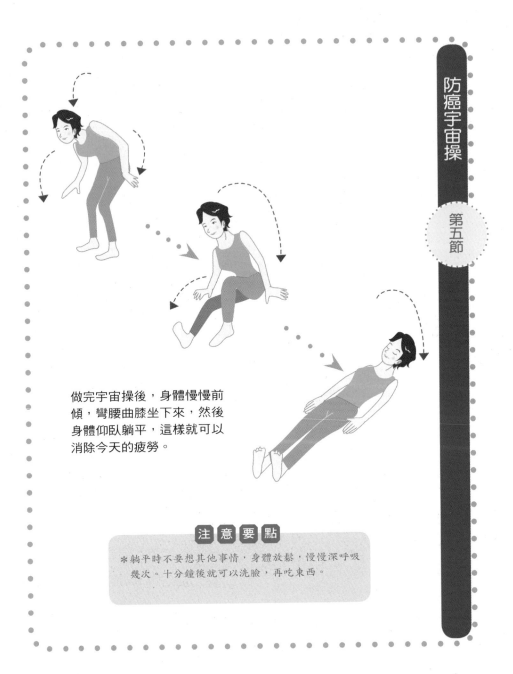

精華保健法

莊博士獨創的「宇宙健康法」，是以最順乎自然的食療調理、運動練習、物理保養和生活習慣的調整，指引大眾做好自我健康管理，進而增強體能、與病絕緣，奠定長久的健康。

在一天的作息中，可以先在起床前，做做簡單的伸展操，預防感冒或過敏；其他時間裡若覺得疲累了，則可隨時做做肩頸或眼睛的按摩，以有效恢復元氣；晚上再以三段式入浴法，來紓緩疲憊的身心。每天力行這樣的健康生活，將是邁向無齡養生境界的最根本基礎。

以下就為大家介紹這幾種簡單又實用的保健法。

預防感冒和過敏性鼻炎伸展操

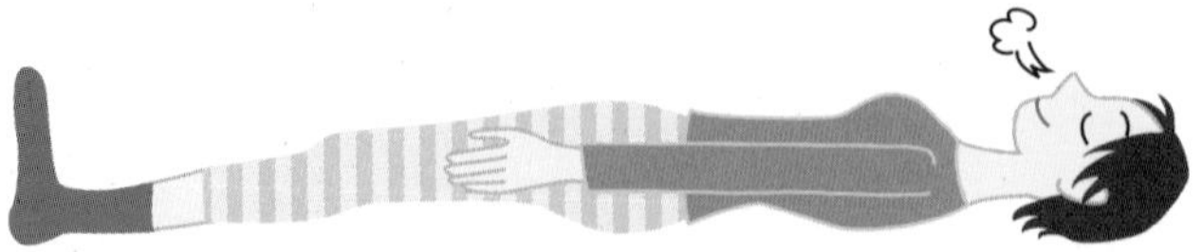

1 起床前，先將枕頭拿開，雙腿伸直躺在床上。把腹中所有的空氣，分成3次緩緩地吐完，吐出後閉唇，再從鼻孔吸氣，讓丹田成高漲狀態。

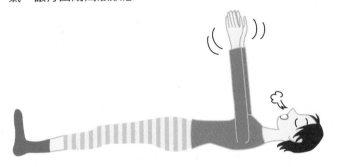

2 將雙手張開，向上舉至與肩成垂直狀，用力將雙掌合攏，一面吸氣一面互相摩擦雙掌，使手掌產生熱力。

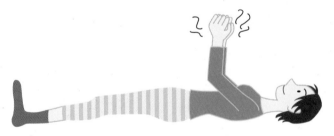

3 在手中尚有熱度時，雙掌交疊、手指緊緊密合將熱氣護住。

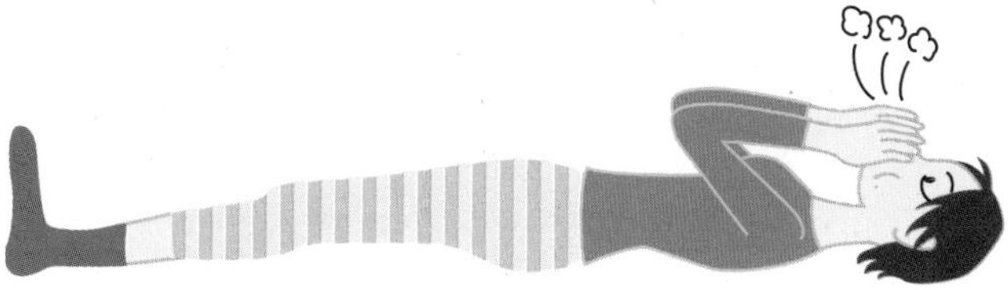

4 以雙掌遮住鼻和口部，然後由腹部吐氣，熱氣吐完了，再重複同樣的步驟，共做12次。

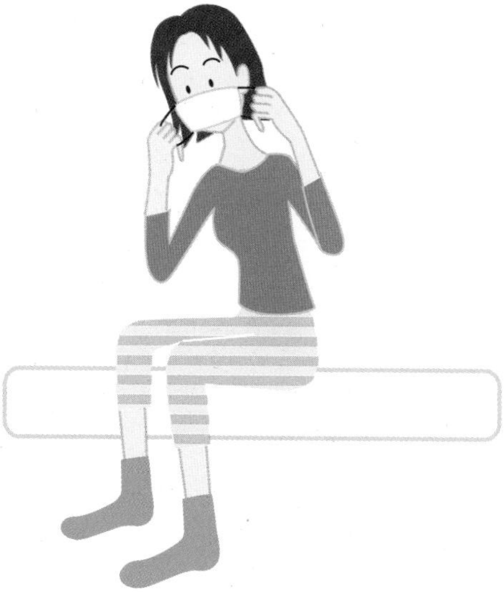

5 做完立刻將放在床邊乾淨的口罩戴上，再下床開始晨間活動。

肩頸按摩

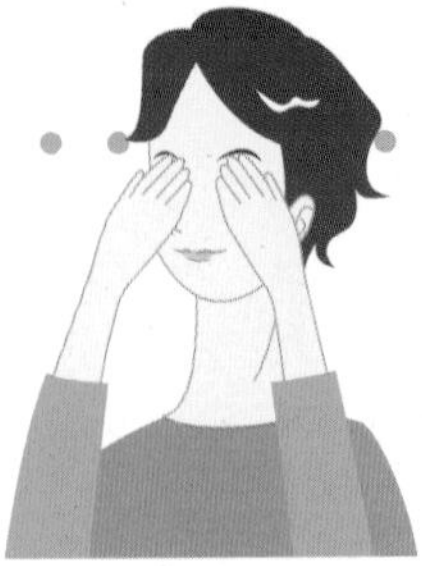

1 用雙手沾冷水，先摀住眼睛一分鐘。

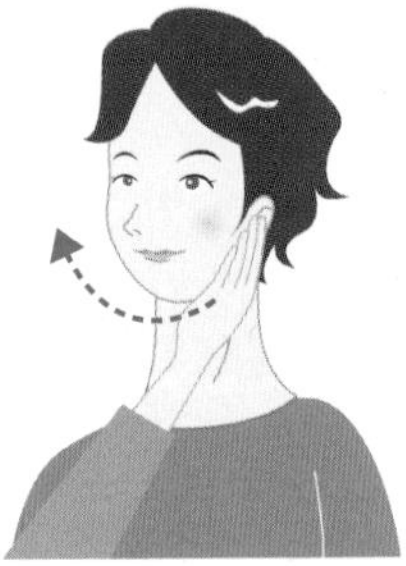

2 將右手手指緊貼著皮膚，略微施力地從左耳後沿著下巴，向下拖曳過頸部直到右耳後髮根處。

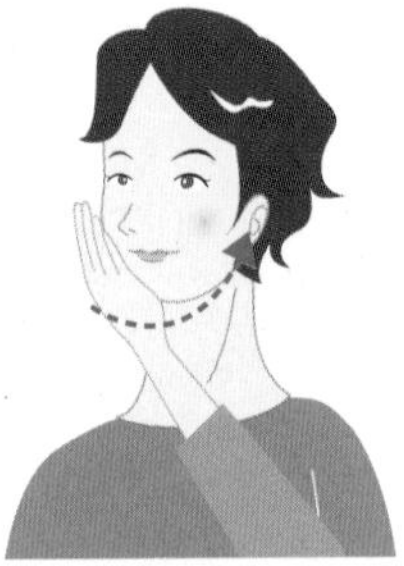

3 再用左手手指由右至左重複同樣動作，來回各做6次，共12次。

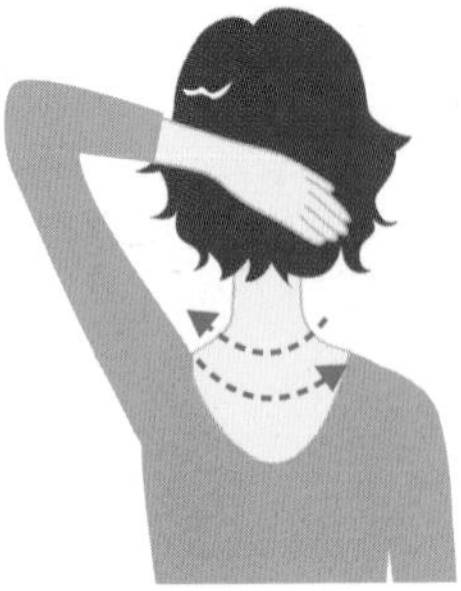

4 將左手伸至腦後，手指併攏貼著右耳後，略微施力地沿著髮根向下拖曳過後頸，直到左耳後髮根處，再換為右手，各做6次。

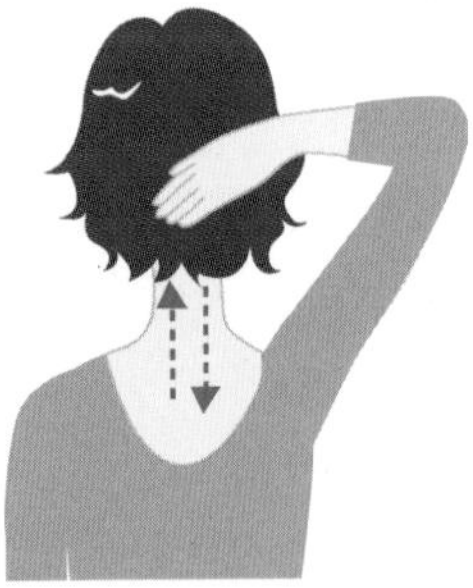

5 將手伸至腦後，沿著頸椎中央部位上下按壓。

眼睛的按摩

注意要點

這個按摩可於讀書、看報後，眼睛疲倦時來作。

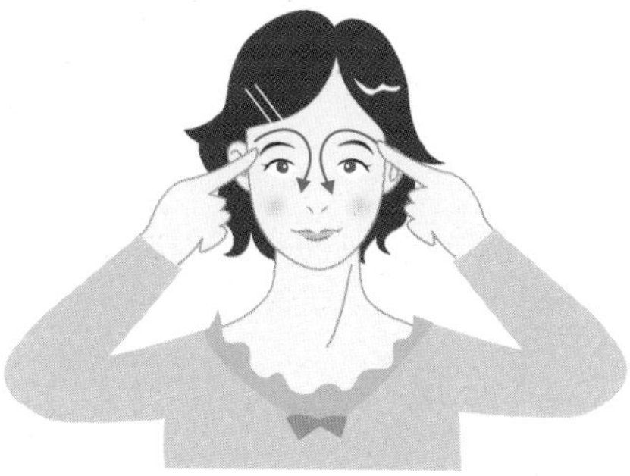

1 先按摩髮際、額頭到鼻樑。

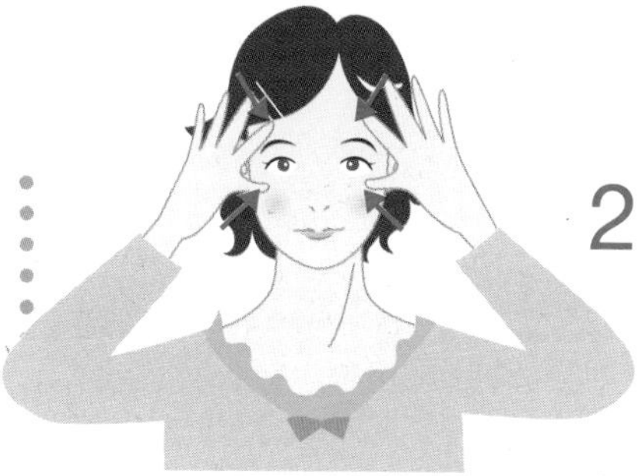

2 中指按摩額頭的同時，拇指則按摩眼眉之間的凹處。

3 從額頭到眼尾，沿著眼窩按摩，直到酸痛消失為止。

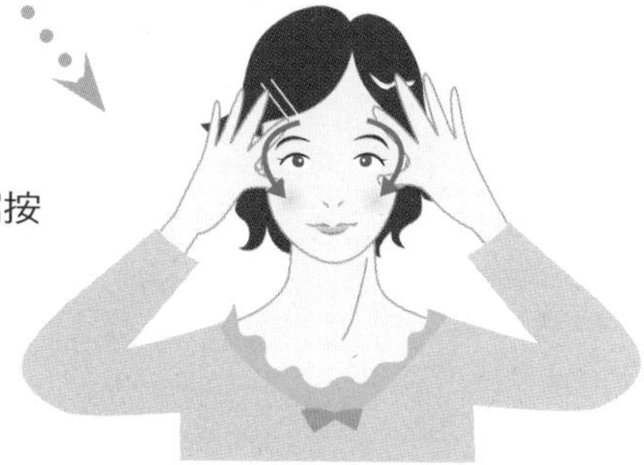

三段式入浴法

1 在浴缸內放超過膝蓋高度的水。

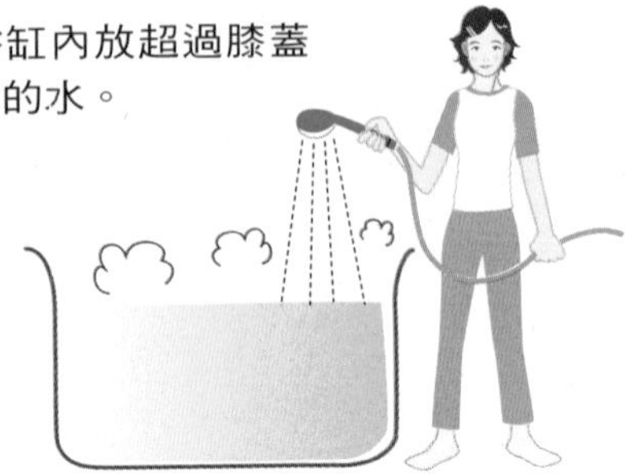

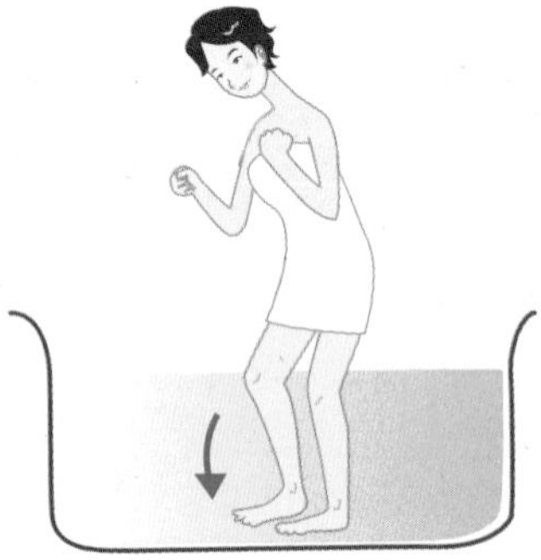

2 站到浴缸裡，讓腳部到膝蓋泡在熱水裡5分鐘，同時以左腳腳跟踩踏右腳腳趾、右腳腳跟踩踏左腳腳趾，兩腳互踏按摩。

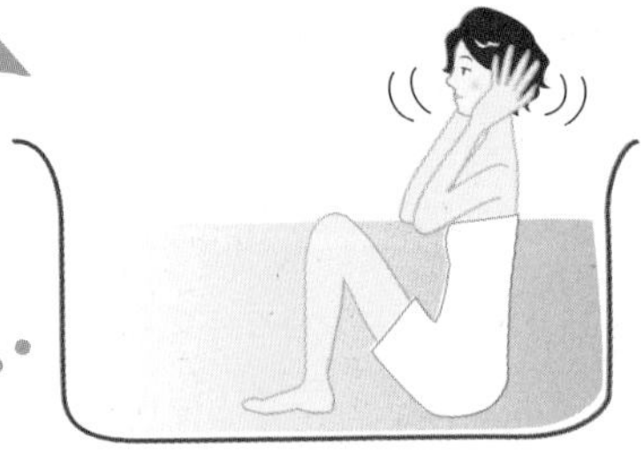

3 接著坐下，讓熱水水位泡到肚臍3分鐘。此時按摩腳跟與後腳筋，也可以按一按眼睛、耳朵、頭部。

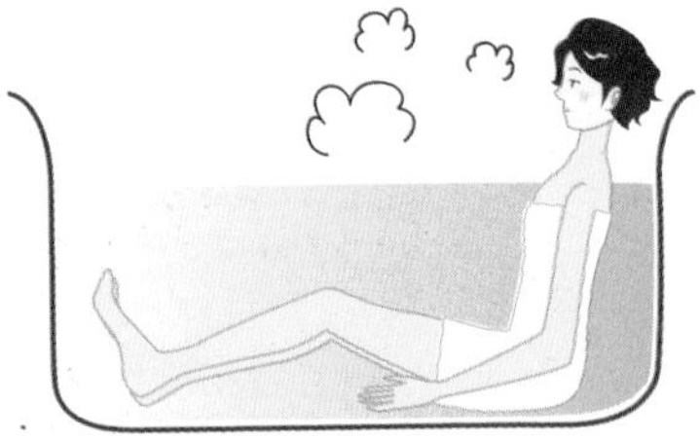

4 最後將身體躺下，讓熱水淹過肩膀，持續2分鐘，同時可以伸展、搓揉肩膀，天冷時，可蓋上浴巾禦寒。

注意要點

這一套「三段式入浴法」，基本上就是一種泡澡法，每一段泡澡時間的比例為5：3：2，採用循序漸進的模式，既不會出太多的汗而脫水，也不會造成體溫過低而感冒。泡澡時再配合按摩，更能有效排除身體各部位的疲勞。

著作事蹟錄

●台灣醫學界的國寶級人物

莊淑旂博士一九二〇年生於台灣，父親為中醫師，從小耳濡目染熟習傳統醫學。之後父親和丈夫相繼因癌症過世，促使她立志習醫，成為台灣第一位女中醫師，並赴日本取得慶應大學醫學博士學位，全心投入防癌醫學與女性醫學的精深研究。

莊博士以結合中西醫兩者之長的自然醫學健康法，治療無數患者，並長期在中日兩地宣導防癌抗癌觀念與女性健康管理，其所推廣的「防癌宇宙操」、坐月子調理等，皆獨步醫界，對促進國民健康貢獻良多，並獲得政府表揚，堪稱台灣醫學界的國寶級人物，被譽為「防癌之母」、「健康之神」；並曾擔任日本皇后美智子的專任健康管理顧問，目前仍為日本皇室所聘請的諮詢顧問醫師，享有非常崇高的聲望。

●仁心仁術投入保健公益

長久以來，莊博士在中日兩地藉由各種講座與活動，推廣全民保健與防癌抗癌觀念，強調預防疾病須從導正生活習慣做起，正是切中現代人需要的積極保健與預防醫學主張；而其自創的「防癌宇宙操」更獲得台北市教育局等單位響應，計畫於各中小學校養成「種子老師」，再經由團體向全國師生推行介紹，乃至於落實到一般家庭中的所有成員。

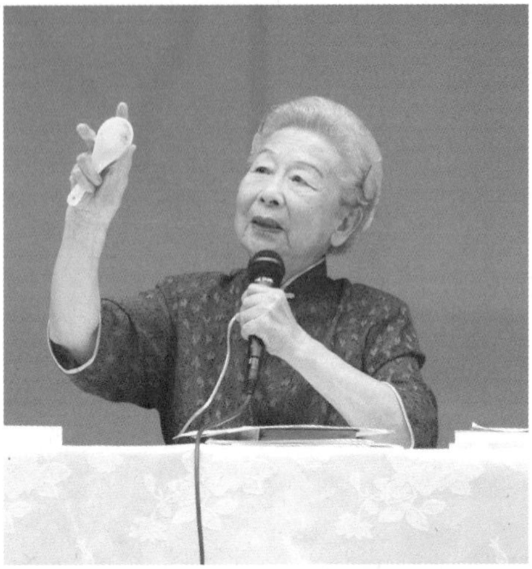

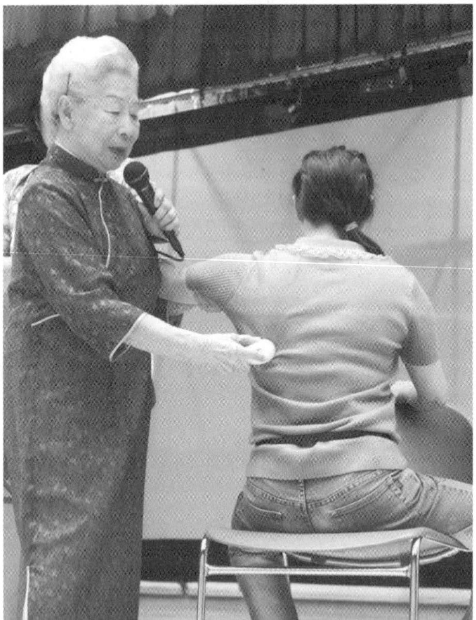

●莊博士總是把握機會，教大家利用簡單的保健法，隨手維護自己的健康。

高齡八十六歲的莊博士不僅身體力行，在生活中貫徹宇宙健康法，並於一九八八年成立以服務銀髮族為宗旨的「台北財團法人青峰社會福利事業基金會」；一九九六年成立專為家族防癌、抗癌，以降低全人類罹癌率而努力的「中華民國家族防癌協會」。這兩個公益團體皆由莊博士親自領軍，長期培養志工、紮根於社會，希望凝集更多力量來幫助國內患者。

●開啟台灣健康書寫作先河

一生行醫的莊博士，深知「治療」只是健康的最後一道防線，但透過預防觀念的宣導，卻可以幫助很多人遠離疾病，她的一句名言就是：「名醫治未病，凡醫治既病。」為了實踐這個道理，她始終致力於統合整理畢生醫學理論精髓，出版各種預防醫學與生活保健著作。在她的母親於一九八六年過世之際，她出版了第一本在台灣上市的著作《阿娘》，書中透過孝親思親的情愛，一一教導年長者正確的生活起居、家庭互動與親子相處之道。該書推出後，造成轟動；之後，莊博士陸續書寫了關於女性的「月經初潮」與「坐月子」保健法等書籍，均是暢銷連連、好評不斷。

莊博士的讀者群起初是以病患為主，而當口碑處處傳播後，「莊淑旂」

已不只是一個醫生或作者的名字了，她更成了社會口耳相傳的傳奇人物。她奮鬥求學、仁心醫病的故事，經由媒體爭相報導傳述，無論是男女老少都成了她的追隨者，而傳為出版界的一樁美談。

當時，台灣書市大部分仍以文學、史哲類的書為主流，關於討論生活品質的書非常稀有，尤其是健康觀念方面的著作，大都是翻譯作品或是學術方面的論著；而莊博士本著親民愛民的關懷之心，透過平民式的書寫形式，以一般大眾閱讀為訴求目標，在當年可說是開風氣之先。

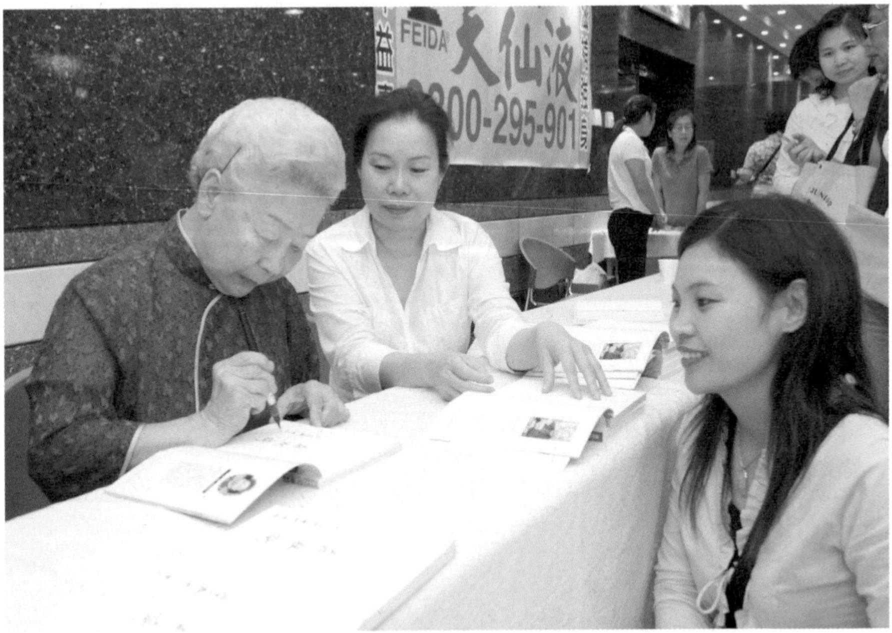

●2005年由時報出版主辦的健康講座，莊博士以毛筆為讀友簽名。

她的著作彷彿一顆引爆的炸彈，開啟了台灣健康書的先河，台灣人也繼日本人之後，視她為「健康之神」、「救命觀音」。

尤其她以一個接受西方醫學訓練的專業醫生，而以漢代張仲景的「傷寒論」為基礎，從中醫所強調的「平衡」、「和諧」觀念出發，加上本身體悟及多年行醫、研究的心得，苦思創立自己的醫學理論，提出完整的一套「自我診斷和健康管理」方法；而在她的書中，這些方法與理論，都變成了人人可以學習，輕易就能做到、體驗到、印證到的實際生活觀。

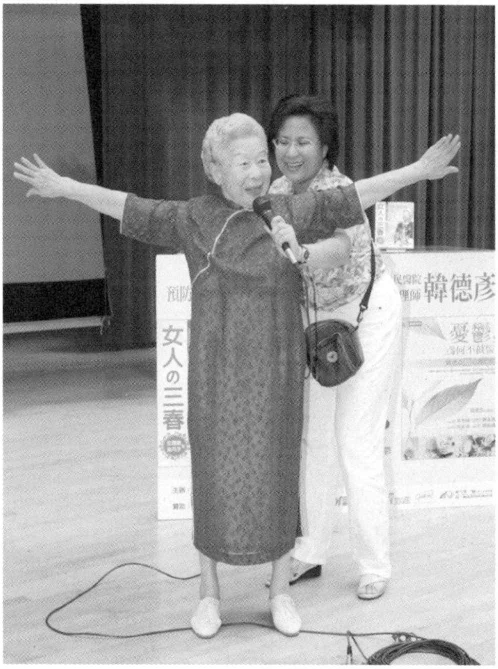

● 每場講座中，莊博士都親自為讀者示範健康操。

● 以文字力量實踐全民保健理想

歷年來，莊博士的著作豐富，雖然版本不一，但讀者都可以從中獲取觀察

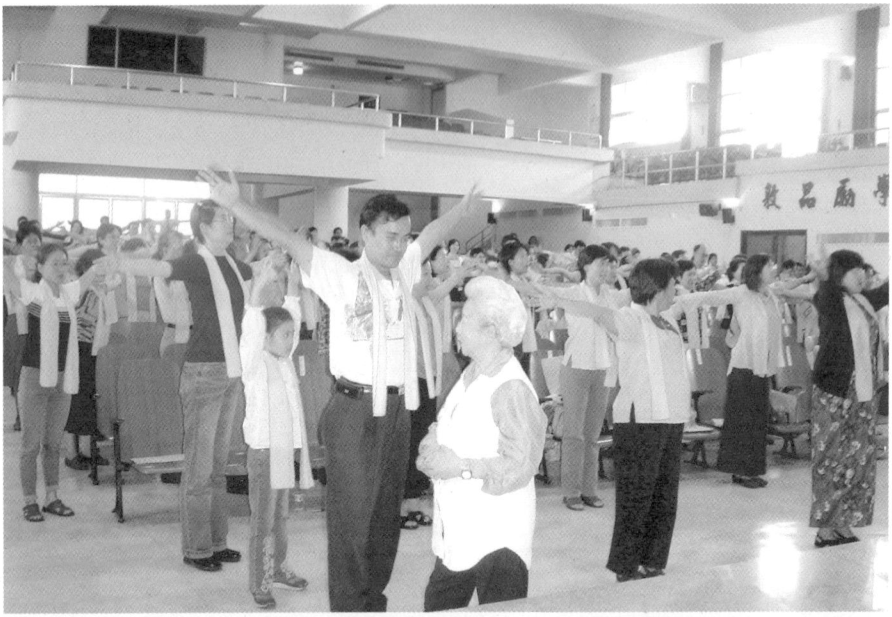

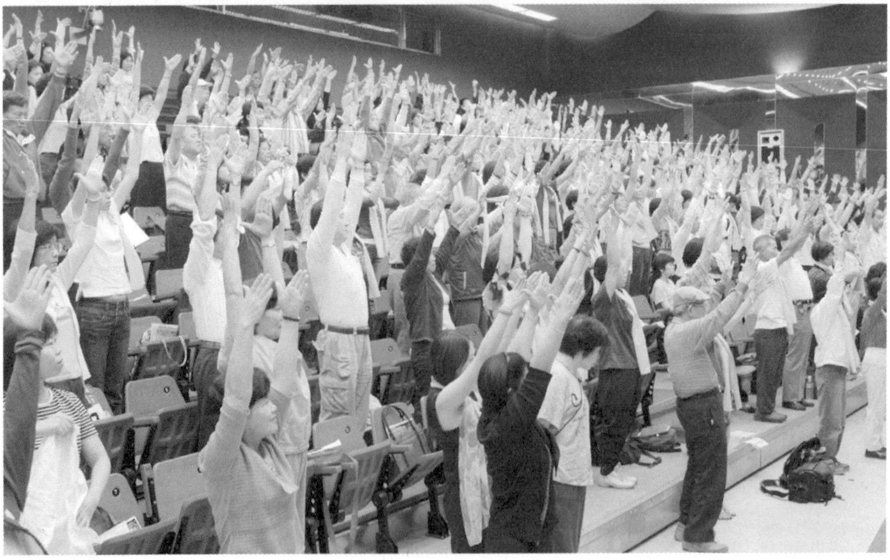

● 全場讀者在莊博士的帶領下，全神貫注學習做操。

身體訊息、保護身體機制的有效方法，成為一種最實質的幫助與導正。二〇〇二年開始，莊博士將作品交由時報文化統籌出版，目前已出版的有《宇宙健康法》、《體內環保》、《今天的疲勞，今天消除》、《管好健康活到老》、《女人的三春—生理期．坐月子篇》《女人的三春——更年期．銀髮族篇》、《熟齡健康自己來》、《無齡的養生智慧》、《抗癌調養與老年照護》等，期以書籍無遠弗屆的流傳力量，引導人們建立積極正確的養生觀念，啟動全民保健防癌機制，也為醫學寫作領域樹立了獨到的優良典範。

出版品雖是無聲的經驗印證與專業傳遞，但就是透過這默默的貢獻，更加顯現出莊博士仁愛為懷的醫人醫病精神，以及認真嚴謹的治學態度。作為一個「作者」，在莊博士的個人成就中儘管只是小小一環，但就台灣的出版界而言，她的努力與堅持卻是一股不可忽視的力量。

§ 莊淑旂博士近年最新作品

*《宇宙健康法——莊淑旂的養生智慧》（二〇〇二年4月出版）

*《體內環保——莊淑旂的宇宙健康法2》（二〇〇三年5月出版）

*《今天的疲勞，今天消除——莊淑旂的宇宙健康法3》（二〇〇四年1月出版）

*《管好健康活到老——莊淑旂的宇宙健康法4》（二〇〇四年10月出版）

*《女人の三春「生理期．坐月子篇」——莊淑旂的宇宙健康法5》（二〇〇五年9月出版）

*《女人の三春「更年期．銀髮族篇」——莊淑旂的宇宙健康法6》（二〇〇六年6月出版）

*《熟齡健康自己來——莊淑旂的宇宙健康法7》（二〇〇七年3月出版）

*《無齡的養生智慧——莊淑旂的宇宙健康法8》（二〇〇九年10月出版）

*《抗癌調養與老年照護——莊淑旂的宇宙健康法9》（二〇一一年11月出版）

【全球健康自我診斷問卷表】

親愛的讀者：

您好！這是一份有關於「全球人人自我健康診斷」的問卷表，問卷中所有問題的每一個字、每一個症狀，都是您本人未來終身「自我健康診斷與管理」之用，請仔細想想您過去與現在的狀況再作答，謝謝。

＊（如有本表以外之症狀，可另以空白紙張詳加紀錄更好）

財團法人 台北市莊淑旂社會福利事業基金會
社團法人 中華民國家族防癌協會 醫學博士
莊淑旂

一 個人基本資料

編號：

1. 姓名：＿＿＿＿＿＿＿＿＿＿＿＿　2. 性別：□男　□女
3. 出生日期：＿＿＿年＿＿＿月＿＿＿日　4. 年齡：＿＿＿歲
5. 電話：
6. 地址：
7. 身高/體重：男＿＿＿公分＿＿＿公斤　女＿＿＿公分＿＿＿公斤
8. 婚姻：□未婚　□已婚　□離婚　□喪偶　□其他
9. 血型：□A　□B　□AB　□O
10. 學歷：□無　□小學　□國中　□高中職　□大專院校　□碩士　□博士
11. 現職：□無　□學生　□家管　□軍公教　□商　□工　□其他
12. 體型：請仔細想一想站立的體位姿勢：
    ① □ 正常體型：（腳跟、腳肚、臀部、背、肩、後頭部能緊貼牆壁者）
    ② □ 駝背型：（肩不能緊貼牆壁者）
    ③ □ 上腹突出型：
    （身體靠牆，腳跟、腳肚、臀部、背、肩、後頭部都緊貼牆壁後，上腹比下腹突出者）
    ④ □下腹突出型：
    （身體靠牆，腳跟、腳肚、臀部、背、肩、後頭部都緊貼牆壁後，下腹比上腹突出者）
13. 體溫：請以肚臍為中心分成四區，並以手背觸摸皮膚測量體溫：
    ① □肚臍左上方體溫較高　② □肚臍左下方體溫較高
    ③ □肚臍右上方體溫較高　④ □肚臍右下方體溫較高
14. 吃飯的習慣：
    ① □雙手端起碗筷，以碗就口
    ② □手肘跨放在桌上，以口就碗

二 您是否具有下列症狀，請∨選（可複選）

＊男女共同症狀

症狀	是	否
(1) 嘴巴是否呈一字型平衡（請照鏡子判斷）		
(2) 兩眉間有深刻皺紋		
(3) 容易感冒：_____(每年約幾次)		
(4) 過敏性鼻炎：□起床後容易打噴嚏 □吹冷氣容易打噴嚏		
(5) 皮膚鬆弛（眼泡、臉頰、下巴、乳房、腹部、上手臂、臀部等肌肉）		
(6) 假牙有幾顆：_____顆		
(7) 聽力急速減弱：(何時發生)		
(8) 眼睛容易疲勞		
(9) 頸部、肩膀、腰部僵硬、酸痛不易消除		
(10) 四肢末梢指尖、膝蓋、腳跟、下腹部、腰容易冰冷		
(11) 背、下腹及四肢末梢特別怕冷		
(12) 營養足夠，睡眠充足，仍感覺疲倦		
(13) 常感全身容易疲勞：____早上 ____中午 ____下午 ____晚上		
(14) 中餐後有睡午覺的習慣		
(15) 情緒容易低潮常感不穩定		
(16) 排便狀況：□便秘：條狀___顆粒狀___□軟便：細條___不成條___□排便無力		
(17) 腹部容易脹氣：□上腹部 □下腹部 □全部		

◎女性作答部份（以下為女性具有的症狀）

症狀	有	沒有	不知道
(1) 基礎體溫表有無使用過			
(2) 生理期前常怠惰心情不穩定			
(3) 生理期前常感到乳脹、胸部不舒服			
(4) 生理期中常發生理痛			
(5) 生理期中容易患感冒			
(6) 產後（自然流產、人工流產亦包含）曾罹患感冒			
(7) 性冷感：_______(幾歲發現)			
(8) 其他__________________			

◎男性作答部份（以下為男性具有的症狀）

症狀	有	沒有	不知道
(1) 工作慾望減退			
(2) 忽然變得善忘、嘮叨或沉默寡言（通常在何種情況下發生）			
(3) 性機能衰退：自_______歲起（可再詳細說明症狀為何）			
(4) 睡眠品質差常常失眠：自_______歲起			
(5) 突然體重急變：□增加□減輕 （什麼時候發生）			
(6) 其他______________________________			

檢測站姿與手勢

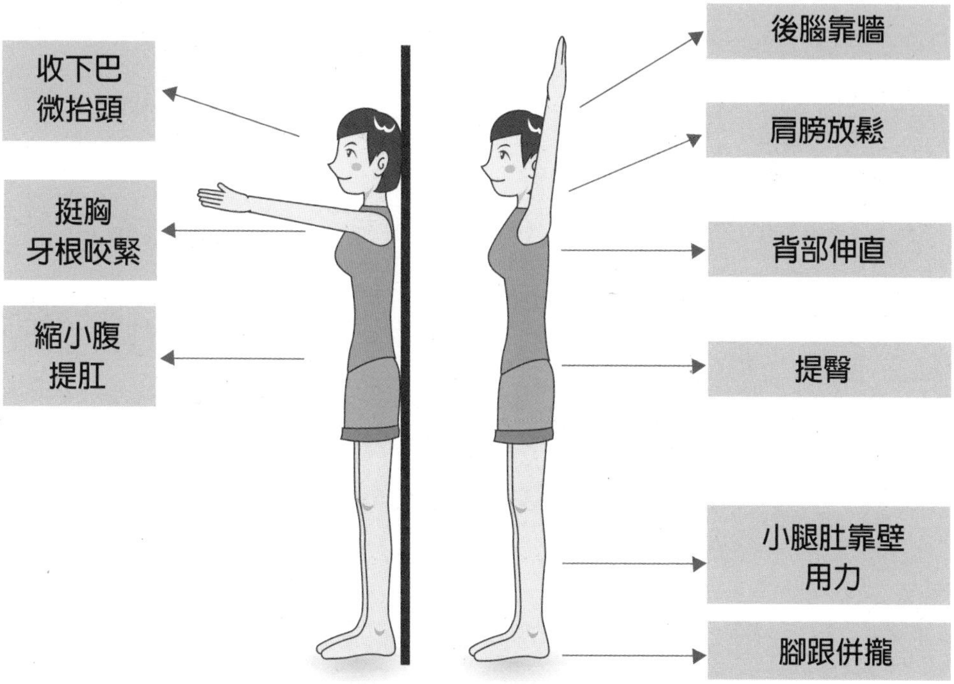

你對自己的身體狀況是否需要更進一步的回覆？若有，請在下面空白處簡述之：

每週進餐飲食記錄表

請您詳細填寫進餐內容，譬如：何時用餐、用什麼油、吃幾碗飯、吃什麼菜、喝什麼飲料……等

餐別／星期	早餐	午餐	晚餐	宵夜
一	用餐時間： 食物內容：	用餐時間： 食物內容：	用餐時間： 食物內容：	用餐時間： 食物內容：
二	用餐時間： 食物內容：	用餐時間： 食物內容：	用餐時間： 食物內容：	用餐時間： 食物內容：
三	用餐時間： 食物內容：	用餐時間： 食物內容：	用餐時間： 食物內容：	用餐時間： 食物內容：
四	用餐時間： 食物內容：	用餐時間： 食物內容：	用餐時間： 食物內容：	用餐時間： 食物內容：
五	用餐時間： 食物內容：	用餐時間： 食物內容：	用餐時間： 食物內容：	用餐時間： 食物內容：
六	用餐時間： 食物內容：	用餐時間： 食物內容：	用餐時間： 食物內容：	用餐時間： 食物內容：
日	用餐時間： 食物內容：	用餐時間： 食物內容：	用餐時間： 食物內容：	用餐時間： 食物內容：

請您一併回答下列問題：

請問您喜歡吃------------------------------------ □ 冷食 □ 熱食

請問您喜歡的烹調方式（可複選）--------- □ 煎 □ 煮 □ 炒 □ 炸 □ 蒸

□ 冷食（請列舉）＿＿＿＿＿＿＿＿＿＿＿＿

請問您較喜歡的飲料（可複選）------------ □ 開水 □ 果汁 □ 茶 □ 酒 □ 咖啡

□ 礦泉水 □ 蒸餾水 □ 汽水 □ 可樂

□ 其他（請列舉）＿＿＿＿＿＿＿＿＿＿＿＿

執行單位：時報文化出版企業股份有限公司

填寫後請將問卷表回傳真至02-2302-7844，或郵寄到台北市108和平西路三段240號4樓

時報出版公司 生活線收

中華民國家族防癌協會 諮詢表

填表日期：西元　　年　　月　　日　　　　編號：

患者姓名		性別 □男 □女	年齡	出生日期　年　月　日 婚姻狀況　□未婚　□已婚	
聯 絡 人		與患者關係	血型	身高　cm	體重　kg
聯絡電話		傳 真	學 歷	職 業	
住 址					

患者罹病資料及諮詢問題(請簡明扼要條列式填寫)

◎疾病史(長期罹患疾病或困擾症狀)

1.
2.
3.

◎病名：

◎症狀：

◎目前症狀：

1.
2.
3.

◎希望本會能幫您做什麼？

1.
2.
3.
4.

社團法人 中華民國家族防癌基金會

執行單位：時報文化出版企業股份有限公司
填寫後請將問卷表回傳真至02-2302-7844，或郵寄到台北市108和平西路三段240號4樓
時報出版公司 生活線收

防癌宇宙操現場免費開課訊息

台北市

區域	地點	指導老師	星期	時間
內湖區	碧湖公園－內湖路二段103巷（復興劇校旁）	張瑛宏／郭映珠	每天	早上5:50
內湖區	至善公園－至善路一段	張瑛宏／郭映珠	每天	早上7:30
內湖區	大直宇宙操隊－通化街65巷	劉林寶齊	每天	早上6:00
北投區	北投農會－北投捷運站	張瑛宏／郭映珠	週一~週五	早上9:00
大安區	大安宇宙操隊－教育大學籃球場	詹景鈞	每天	早上6:00
士林區	福林國小運動場－福志路75號	徐老師／李文貴	週一~週日	早上6:00
士林區	風車生活概念館－天母北路68-10號（甲子診所）	張瑛宏	每週三	下午2:00

台北縣

區域	地點	指導老師	星期	時間
新莊	新莊宇宙操隊－新莊市建安街（後港活動中心外面）	黃月英	每天	晚上7:00
泰山	辭修公園	孔老師／陳月瓊		早上5:30

其他開課訊息，請來電洽詢：(02)2873-7186台北市莊淑旂社會福利事業基金會，
或上網http://www.dr-chwang.org.tw查詢。

身體文化105

抗癌調養與老年照護——莊淑旂的宇宙健康法⑨

作者——莊淑旂
策劃——心岱
撰文、整理——李初、潘至秋
主編——王譓茹
責任編輯——賴郁婷
美術設計——周家瑤
校對——賴郁婷
責任企畫——艾青荷
總編輯——余宜芳
董事長——趙政岷
出版者——時報文化出版企業股份有限公司
108019台北市和平西路三段二四〇號四樓
發行專線—（〇二）二三〇六—六八四二
讀者服務專線—〇八〇〇—二三一—七〇五
讀者服務傳真—（〇二）二三〇四—六八五八
郵撥—一九三四四七二四時報文化出版公司
信箱—一〇八九九臺北華江橋郵局第九九信箱
時報悅讀網——http://www.readingtimes.com.tw
電子郵件信箱——ctliving@readingtimes.com.tw
法律顧問——理律法律事務所　陳長文律師、李念祖律師
印刷——紘億印刷有限公司
初版一刷——二〇一一年十一月十八日
初版五刷——二〇二一年十二月二十四日
定價——新台幣三五〇元

時報文化出版公司成立於一九七五年，並於一九九九年股票上櫃公開發行，
於二〇〇八年脫離中時集團非屬旺中，以「尊重智慧與創意的文化事業」為信念。

抗癌調養與老年照護—莊淑旂的宇宙健康法9／莊淑旂著；
-- 初版. -- 臺北市：時報文化, 2011.11 . --
面；　公分. --（身體文化；CS0105）

ISBN 978-957-13-5458-3（平裝）

1. 癌症　2. 健康法　3. 食療

417.8　　100021827

ISBN 978-957-13-5458-3
Printed in Taiwan